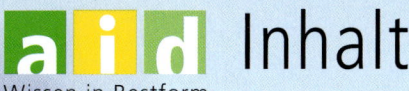

W0105130

Inhalt

1. Einleitung

Wasser steht im Mittelpunkt unseres Lebens. Ohne groß darüber nachzudenken, verbrauchen wir täglich viele Liter, nur den kleinsten Teil davon zum Trinken. Wer genauer hinschaut, entdeckt, wie facettenreich und spannend das Thema Wasser ist und wie wichtig der verantwortungsvolle Umgang damit.

Trinkwasser gilt als das am besten kontrollierte Lebensmittel, Mineralwasser wird als einziges sogar amtlich anerkannt. Und was charakterisiert Quell-, Tafel- und Heilwasser? In diesem Informationsheft werden alle Wassersorten dargestellt und ihre jeweiligen Besonderheiten erläutert. Dadurch fällt es leichter, Gemeinsamkeiten oder Unterschiede zu erkennen und letztendlich die jeweils passende Wassersorte für verschiedene Bedürfnisse und Situationen auszuwählen. Zum leichteren Verständnis erklärt ein Glossar am Ende des Heftes wichtige Fachbegriffe, die im Text farbig (Blau) hervorgehoben sind.

Wasser ist das Getränk erster Wahl, wenn es um die Versorgung mit Flüssigkeit geht, denn es liefert keine zusätzlichen Kalorien. Das gilt grundsätzlich für alle hier beschriebenen Wassersorten. Unter diesem Aspekt ist die Entscheidung für oder gegen ein bestimmtes Wasser in erster Linie eine rein persönliche. Da Wasser jedoch nicht gleich Wasser ist, lohnt sich ein genauer Blick auf die verschiedenen Sorten und ihre Inhaltsstoffe sowie deren Verwendungszwecke.

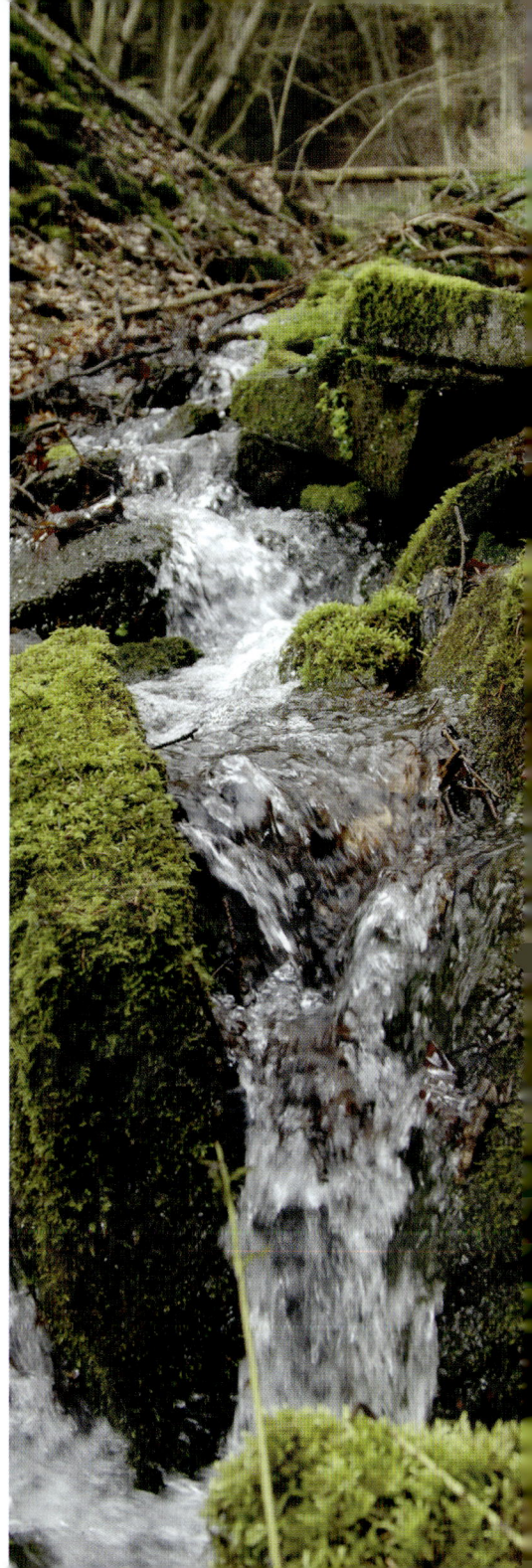

2. Von der Bedeutung des Trinkens

Der Mensch besteht zu mehr als der Hälfte aus Wasser: 50 bis 60 Prozent beträgt der Wasseranteil eines Erwachsenen. Das sind bei einem Körpergewicht von 70 Kilogramm also circa 40 Liter. Noch größer ist der Anteil mit über 70 Prozent bei Säuglingen. Wasser ist für den Menschen unverzichtbar und spielt eine zentrale Rolle im Organismus:

- als Baustoff ist es Bestandteil aller Körperzellen und -flüssigkeiten,
- als Lösungsmittel ermöglicht es Stoffwechselabläufe und Transportvorgänge,
- als Reaktionspartner nimmt es an biochemischen Reaktionen teil und
- als Kühlmittel dient es zur Regulierung der Körpertemperatur.

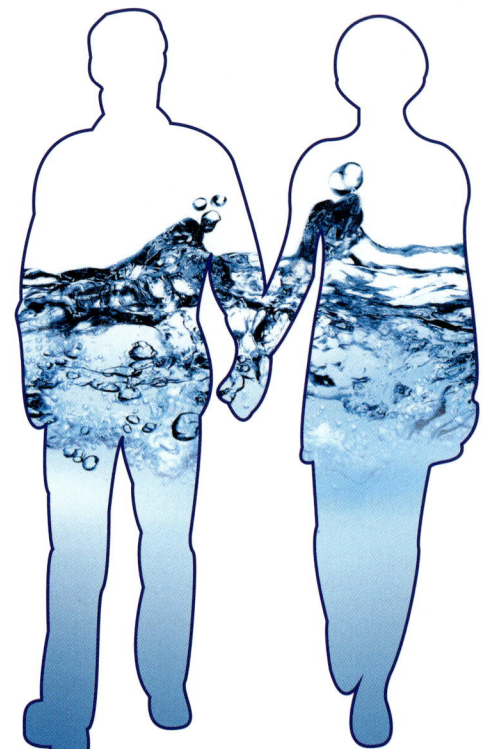

60 Prozent eines Erwachsenen bestehen aus Wasser.

Tabelle 1: Wasserbilanz eines Erwachsenen (Milliliter/Tag) Quelle: Deutsche Gesellschaft für Ernährung et al. (Hrsg.): Referenzwerte für die Nährstoffzufuhr (2008)			
Wasseraufnahme		**Wasserabgabe**	
Getränke	1.440	Urin	1.440
Wasser in fester Nahrung	875	Stuhl	160
Oxidationswasser	335	Haut	550
		Lunge	500
Gesamtaufnahme	**2.650**	**Gesamtabgabe**	**2.650**

aid

Wassermangel

Gerät diese Bilanz aus dem Gleichgewicht – zum Beispiel durch Schwitzen oder nicht ausreichendes Trinken – empfindet der Mensch ab einem Wasserverlust von etwa 0,5 Prozent seines Körpergewichtes Durst. Bereits ab Verlusten von 2 Prozent verschlechtert sich die geistige und körperliche Leistungsfähigkeit. Dies macht sich vor allem beim Sport und bei der Arbeit bemerkbar. Die Gründe liegen in schlechteren Fließeigenschaften des Blutes, der Anhäufung harnpflichtiger Substanzen und der nicht ausreichenden Versorgung von Muskel- und Gehirnzellen mit Sauerstoff und Nährstoffen. Ab einem Wasserverlust von 3 Prozent zeigen sich erste Symptome einer **Dehydratation** wie starker Durst, Mundtrockenheit, Kopfschmerzen, Müdigkeit und Verstopfung. Schreitet der Wassermangel noch weiter fort, steigt die Körpertemperatur und es drohen ernsthafte Folgen wie Verwirrtheit oder Schlaganfall. Ein Defizit von mehr als 20 Prozent führt in der Regel zu lebensbedrohlichem Versagen von Nieren und Kreislauf.

Wasser im Gleichgewicht

Alle Vorgänge laufen nur dann optimal ab, wenn die **Wasserbilanz** des Körpers im Gleichgewicht ist. Beim gesunden Menschen halten sich Wasseraufnahme und -abgabe die Waage, so dass der Wasseranteil des Körpers nur um plus/minus 0,2 Prozent schwankt. Die Wasserabgabe erfolgt hauptsächlich über den Urin, außerdem über den Stuhl, die Haut und die Lunge. Die Wasseraufnahme erfolgt über Getränke und feste Lebensmittel, die je nach Art viel Wasser enthalten (z. B. Milch, Gurken, flüssige Speisen) oder wenig (z. B. Getreide). Dazu kommt eine kleine Menge **Oxidationswasser**, das beim Abbau von Kohlenhydraten, Fetten und Proteinen aus Lebensmitteln gebildet wird. Unter normalen Klimaverhältnissen und ohne große körperliche Anstrengung verliert ein gesunder Erwachsener täglich rund 2,6 Liter Wasser, das ersetzt werden muss.

Trinken, bevor der Durst kommt

Da sich bereits ein leichter Wassermangel negativ bemerkbar macht, gilt allgemein die Empfehlung, Durst möglichst gar nicht erst aufkommen zu lassen. Dazu muss man jedoch wissen, wie hoch der **Wasserbedarf** eines Menschen eigentlich ist. Grundsätzlich orientiert sich die tägliche Wasserzufuhr an der täglichen Energiezufuhr. Bei Erwachsenen rechnet man mit 1 Milliliter pro Kilokalorie, bei Säuglingen mit 1,5 Milliliter pro Kilokalorie. Daraus leitet die Deutsche Gesellschaft für Ernährung (DGE) ihre Richtwerte für die Zufuhr von Wasser ab.

Im Schnitt sollte ein Erwachsener also pro Tag mindestens 1,3 bis 1,5 Liter trinken. Diese Empfehlungen gelten jedoch nur bei einer ausreichenden Energiezufuhr und durchschnittlichen Lebensbedingungen. Schnell kann sich der Wasserbedarf deutlich über diesen Richtwert hinaus erhöhen, zum Beispiel bei körperlicher Aktivität und/oder entsprechenden klimatischen Bedingungen. Bei intensiver Muskelarbeit und steigender Umgebungswärme verdunstet der Mensch große Mengen Wasser. Dadurch wird dem Körper Wärme entzogen und eine Überhitzung verhindert. Aber auch eine protein- oder salzreiche Ernährung, Reduktionsdiäten und Erkrankungen lassen den Flüssigkeitsbedarf schnell ansteigen.

Nicht immer kann man sich auf den Durst verlassen. Das gilt vor allem für Kinder und ältere Menschen. Und auch unter Stress oder bei konzentriertem Arbeiten wird das Durstempfinden oft unterdrückt. Es gibt daher bestimmte Personengruppen, die besonders auf eine ausreichende Flüssigkeitszufuhr achten müssen.

Tabelle 2: Richtwerte für die Zufuhr von Wasser

Quelle: Deutsche Gesellschaft für Ernährung et al. (Hrsg.): Referenzwerte für die Nährstoffzufuhr (2008)

Alter	Wasserzufuhr durch		
	Getränke und feste Nahrung	Getränke	feste Nahrung
	Milliliter/Kilogramm Körpergewicht/Tag	Milliliter/Tag	Milliliter/Tag
Säuglinge			
0 bis unter 4 Monate	130	620	–
4 bis unter 12 Monate	110	400	500
Kinder			
1 bis unter 4 Jahre	95	820	350
4 bis unter 7 Jahre	75	940	480
7 bis unter 10 Jahre	60	970	600
10 bis unter 13 Jahre	50	1.170	710
13 bis unter 15 Jahre	40	1.330	810
Jugendliche und Erwachsene			
15 bis unter 19 Jahre	40	1.530	920
19 bis unter 25 Jahre	35	1.470	890
25 bis unter 51 Jahre	35	1.410	860
51 bis unter 65 Jahre	30	1.230	740
65 Jahre und älter	30	1.310	680
Schwangere	35	1.470	890
Stillende	45	1.710	1.000

Ältere Menschen

verspüren oft nur selten Durst. Viele trinken auch aus Angst vor häufigen Toilettengängen oder gar Inkontinenz zu wenig. Manche leben noch nach der überholten Regel, man dürfe zum Essen nichts trinken. Dabei brauchen gerade ältere Menschen viel Flüssigkeit, damit ihre körperliche und geistige Leistungsfähigkeit erhalten bleibt. Ein Flüssigkeitsmangel kann dagegen sogar zu ähnlichen Symptomen wie bei einer Demenz-Erkrankung führen, wie zum Beispiel Verwirrtheit oder Orientierungslosigkeit.

Diäten und Krankheiten

bringen es mit sich, dass weniger gegessen wird. Damit fällt sowohl das Wasser aus Lebensmitteln/Speisen weg als auch das bei der Verdauung anfallende Oxidationswasser. Dadurch steigt die Bedeutung von Getränken. Das gilt in hohem Maße für Krankheiten, die mit Fieber, starkem Schwitzen, Erbrechen und Durchfall verbunden sind. Beim Abnehmen trägt ausreichendes Trinken – vor allem vor den Mahlzeiten – außerdem zur Sättigung bei und fördert den Stoffwechsel.

Säuglinge

haben eine verhältnismäßig große Körperober-fläche und ihre Nieren funktionieren noch nicht perfekt. Daher brauchen sie in Relation mehr Flüssigkeit als Erwachsene. Sie sind besonders anfällig für eine Dehydratation, zum Beispiel bei anhaltendem Durchfall. Während voll gestillte Säuglinge ihren Wasserbedarf über die Mutter-milch decken – Flaschenkinder entsprechend über die Säuglingsmilchnahrung – müssen ältere Babys an regelmäßiges Trinken gewöhnt werden.

Kinder

benötigen mit fast einem Liter im Verhältnis mehr Getränke als Erwachsene. Beim Sport oder Toben, erst recht an heißen Tagen, werden daraus schnell zwei oder mehr Liter. Ernährungs-erhebungen zeigen jedoch, dass gerade viele Kleinkinder zu wenig trinken. Sie empfinden den Durst noch nicht so stark oder vergessen das Trinken einfach. Schulkinder stehen heute vor der Herausforderung immer längerer Schultage. Ideal ist, wenn sie nicht nur in den Pausen trin-ken dürfen, sondern auch während des Unter-richts. Damit sinkt die Gefahr, dass Leistungs-fähigkeit und Konzentrationsvermögen durch Wassermangel nachlassen.

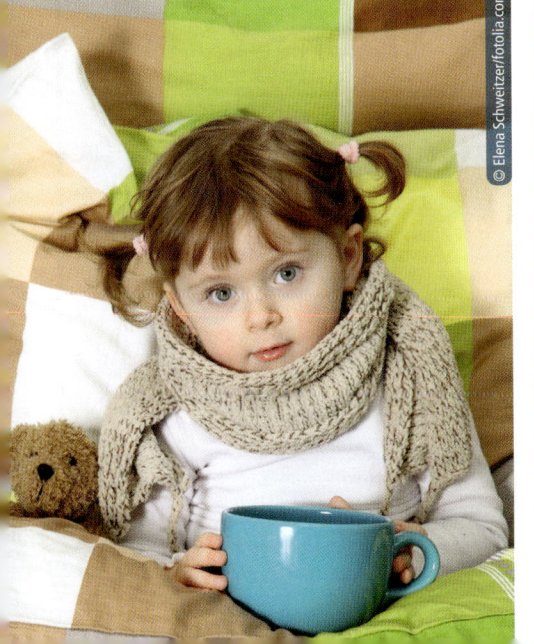

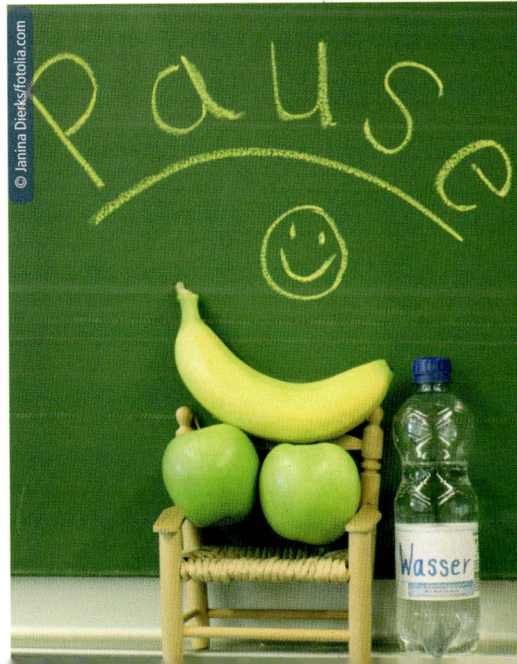

Sportler

müssen ihre Flüssigkeitsverluste gut ausgleichen, damit ihre Leistungskraft nicht nachlässt. Bei einem mäßigen Training von bis zu einer Stunde reicht es aus, nach dem Sport zu trinken. Bei intensivem Sport und hoher Umgebungstemperatur können jedoch im Extremfall mehrere Liter Wasser am Tag verloren gehen. Hier muss vor, während und nach der Anstrengung gezielt für Nachschub gesorgt werden. So gilt zum Beispiel für Marathonläufer eine Trinkmenge von 0,2 bis 0,25 Liter alle 15 Minuten als ideal.

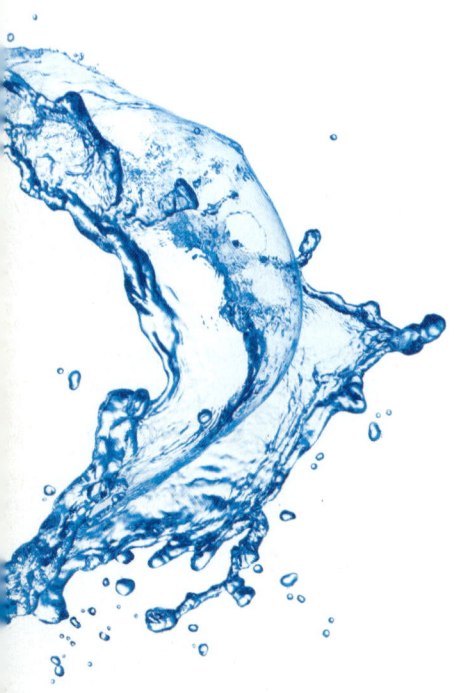

Zu viel des Guten?

Da Wasser für den Körper so wichtig ist, wird oft der Umkehrschluss „viel hilft viel" gezogen. Am Tag sollen 3 bis 4 Liter Wasser für faltenfreie Haut und eine schlanke Figur sorgen. Für diese Theorien gibt es bisher keine wissenschaftlichen Beweise. Grundsätzlich ist Wasser jedoch auch in großen Mengen nicht „giftig". Da die Nieren außerordentlich leistungsfähig sind, schaden gesunden Menschen selbst mehrere Liter über den Tag verteilt nicht. Wird jedoch zu schnell zu viel Wasser getrunken, werden die Körperflüssigkeiten verdünnt und es kann zu gefährlichen Verschiebungen im Elektrolythaushalt kommen. Im schlimmsten Fall spricht man von einer **Wasserintoxitation** (Wasservergiftung), die mit Übelkeit, Erbrechen und Schwindel bis hin zum Koma einhergehen kann. Aufpassen müssen außerdem Menschen mit starker Herzinsuffizienz oder Nierenerkrankungen. In diesen Fällen kann es notwendig sein, die Flüssigkeitsaufnahme in Absprache mit dem Arzt zu begrenzen.

Tipps für ausreichendes Trinken

- Führen Sie einen Tag lang ein Trinkprotokoll, um einen Überblick über Ihre Trinkmenge zu erhalten.
- Stellen Sie kalorienfreie Getränke zu Hause oder am Arbeitsplatz in Reichweite.
- Trinken Sie regelmäßig vor bzw. zu den Mahlzeiten.
- Geben Sie Ihren Kindern für den Kindergarten, zur Schule, zum Sport geeignete Getränke in bruchsicheren Verpackungen mit.
- Haben Sie auf Spaziergängen oder beim Einkaufsbummel immer Getränke in kleinen Trinkflaschen zur Hand.
- Nehmen Sie auf längere Ausflüge wie Wanderungen oder Radtouren ausreichend kalorienarme Getränke in leichten Verpackungen mit.
- Verbinden Sie die Pausen bei längeren Autofahrten mit Trinkpausen.

Infobox

3. Trinkwasser

Wasser ist nicht gleich Wasser, auch wenn „Leitungswasser" optisch und geschmacklich kaum von manchem stillen Mineralwasser oder Tafelwasser zu unterscheiden ist. Nach der **Trinkwasserverordnung** lautet die korrekte Bezeichnung Trinkwasser. Dazu zählt

- alles Wasser, das im ursprünglichen Zustand oder nach Aufbereitung zum Trinken, Kochen, zur Zubereitung von Speisen und Getränken verwendet wird und

- alles Wasser, das für andere häusliche Zwecke gebraucht wird (z. B. Körperpflege und -reinigung, Reinigung von Gegenständen, die mit Lebensmitteln oder dem Körper in Berührung kommen).

Damit unterscheidet sich Trinkwasser gesetzlich eindeutig von Mineral-, Quell- und Tafelwasser, die in der Mineral- und Tafelwasser-Verordnung (MTVO) erfasst werden. Eine Sonderrolle spielt Heil-wasser. Diese Wassersorten werden in späteren Kapiteln behandelt.

Bevor unser Trinkwasser aus dem Wasserhahn fließt, hat es manchmal einen weiten Weg hinter sich und musste oftmals eine Reihe von Prozeduren über sich ergehen lassen. Die meisten Menschen machen sich darüber wenig Gedanken, sondern halten einwandfreies Trinkwasser für selbstverständlich. Lediglich das Thema „Wasser sparen" ist in vielen Köpfen fest verankert. Dabei spiegelt sich unser gesamtes Konsumverhalten und unser moderner Lebensstil letztendlich auch in der Beschaffenheit unserer Trinkwasserressourcen wider. Diese gilt es mit aller Konsequenz vorausschauend zu schützen.

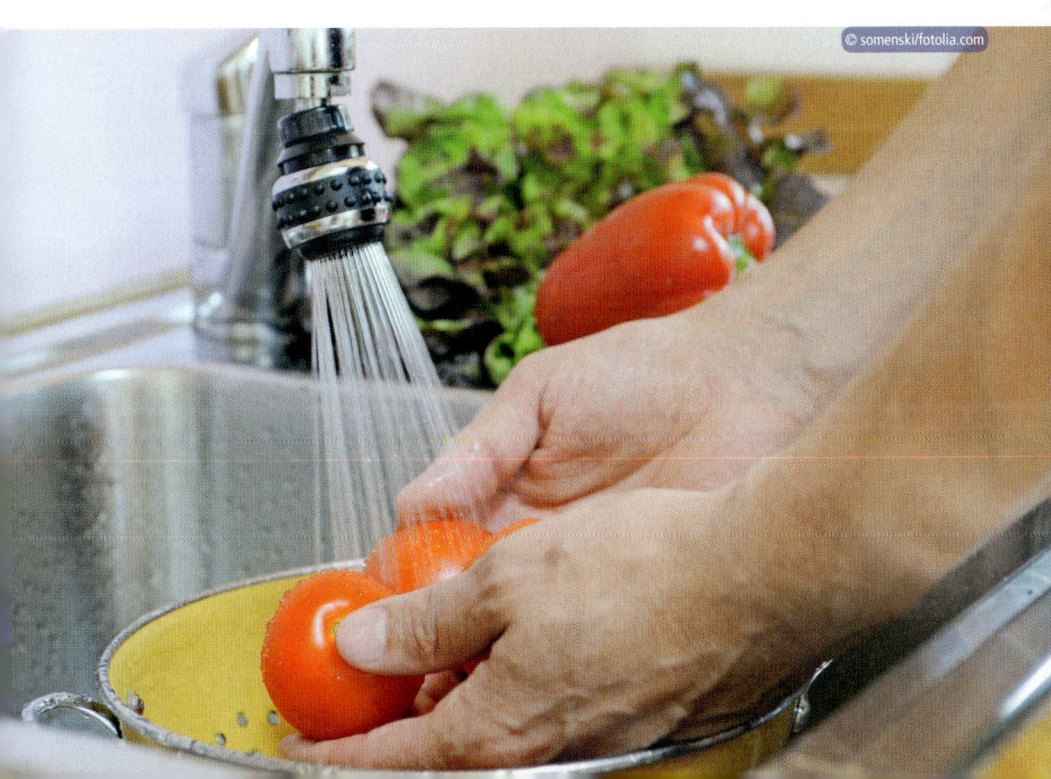

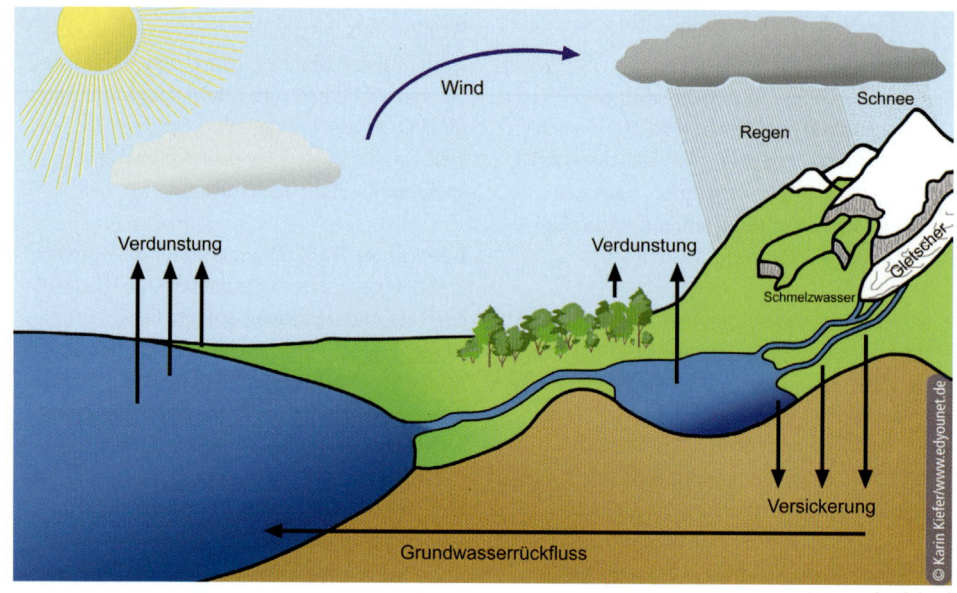

Wind

Verdunstung · Regen · Schnee

Verdunstung

Schmelzwasser

Gletscher

Versickerung

Grundwasserrückfluss

© Karin Kiefer/www.edyounet.de

Wasserkreislauf

3.1 Ressourcen weltweit

Mehr als 70 Prozent der Erdoberfläche sind mit Wasser bedeckt. Es befindet sich in einem ständigen Kreislauf von Verdunstung, Niederschlag, Versickerung und Abfluss. Der Hauptanteil entfällt auf das **Salzwasser** der Weltmeere. **Süßwasser** macht nur etwa 2,5 Prozent aus. Sein überwiegender Anteil ist in Gletschern und ständiger Eis- und Schneedecke eingefroren. Als Trinkwasservorrat für die Menschen verbleibt daher nur ein kleiner Anteil von circa 0,3 Prozent des gesamten Süßwassers. Zu dem leicht zugänglichen Teil in Seen, Flüssen und **Grundwasserleitern** kommt durch Dämme aufgestautes Wasser hinzu. Es bestehen global allerdings riesige Unterschiede in der Verfügbarkeit und große Schwankungen der saisonalen und jährlichen Niederschläge. Außerdem führen steigender Verbrauch durch die wachsende Weltbevölkerung und zunehmende Verschmutzung dazu, dass sauberes Wasser weltweit immer knapper wird. Die eigentliche Wassermenge bleibt jedoch nahezu gleich, denn Wasser wird nicht *ver-*, sondern *gebraucht*. Daher spricht man korrekt auch nicht vom **Wasserverbrauch**, sondern vom **Wassergebrauch**.

Heute stehen Ländern mit hohem Wassergebrauch und guter Wasserqualität viele Länder gegenüber, in denen sauberes Wasser Mangelware ist. Während jeder Europäer etwa 200 Liter Trinkwasser pro Tag gebraucht, müssen mehr als eine Milliarde Menschen in Entwicklungsländern mit nur 5 Litern auskommen. Noch drastischer fällt der Vergleich aus, wenn auch das „virtuelle" Wasser bestimmt wird. Dabei wird das gesamte Wasser, das für die Produktion von Waren und Dienstleistungen benötigt wird, eingerechnet. In einer Tasse Kaffee stecken demnach nicht 200 Milliliter Wasser, sondern stolze 140 Liter, in einem Kilo Rindfleisch gleich mehrere Tausend Liter. Zählt man dieses virtuelle Wasser mit, ergibt sich in den Industrieländern ein Pro-Kopf-Verbrauch von rund 4.000 Litern täglich. Der Klimawandel verschärft die globale

Wasserkrise zusätzlich: Mitte dieses Jahrhunderts werden im schlimmsten Fall 7 Milliarden Menschen in 60 Ländern und im günstigen Fall 2 Milliarden Menschen in 48 Ländern von Wasserknappheit betroffen sein.

Deutschland gehört mit etwa 300 Milliarden Kubikmetern Niederschlag dagegen zu den wasserreichsten Regionen der Welt. Im Kapitel 3.3 „Gewinnung und Versorgung" wird erläutert, welche Trinkwasservorräte in Deutschland genutzt werden.

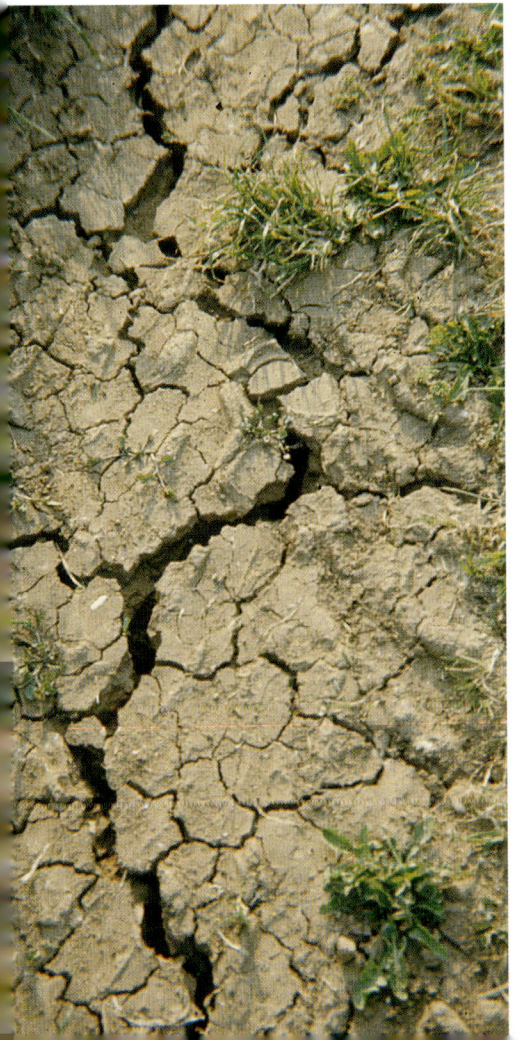

3.2 Wassergebrauch und -nutzung in Deutschland

Wie reich Deutschland an Wasser ist, zeigt sich an der Größe seines nutzbaren **Wasserdargebots**: Durchschnittlich 188 Milliarden Kubikmeter stehen den Bundesbürgern pro Jahr zur Verfügung. Von diesen Wasservorräten werden lediglich rund 32 Milliarden Kubikmeter, also gut 17 Prozent, genutzt. Die Versorgung der Bevölkerung ist damit langfristig gesichert.

Der größte Wassergebrauch entfällt mit 84 Prozent auf Industrie und Bergbau. Der Löwenanteil hiervon wird für Kraftwerke zur Strom- und Wärmeerzeugung als Kühlwasser genutzt. Dieses Wasser stammt nahezu ausschließlich aus **Oberflächenwasser**, das nach der Nutzung fast komplett wieder eingeleitet wird.

Wegen der günstigen klimatischen Verhältnisse schlägt die Landwirtschaft in Deutschland mit weniger als ein Prozent des Gesamtwassergebrauchs zu Buche. Im europäischen Durchschnitt sind es dagegen 35 Prozent, weltweit sogar 70 Prozent.

Auf die öffentliche Trinkwasserversorgung – also den Wassergebrauch durch private Haushalte, kommunale Einrichtungen und kleinere Gewerbebetriebe – entfallen weniger als 3 Prozent der Gesamtwassernutzung. Über die Jahre ist der Gebrauch von Trinkwasser in Deutschland pro Kopf deutlich gesunken. Er beträgt zurzeit durchschnittlich 122 Liter (Stand 2009) und damit 17 Prozent weniger als 1990. Das ist im weltweiten Vergleich sehr wenig. Es zeigt, dass sich in Deutschland Wasser sparende Armaturen und Haushaltsgeräte sowie ein umweltbewusster Umgang mit der Ressource Trinkwasser auszahlen.

Trinkwasserverwendung im Haushalt 2009
Durchschnittswerte bezogen auf die Wasserabgabe an Haushalte und Kleingewerbe

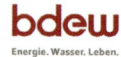

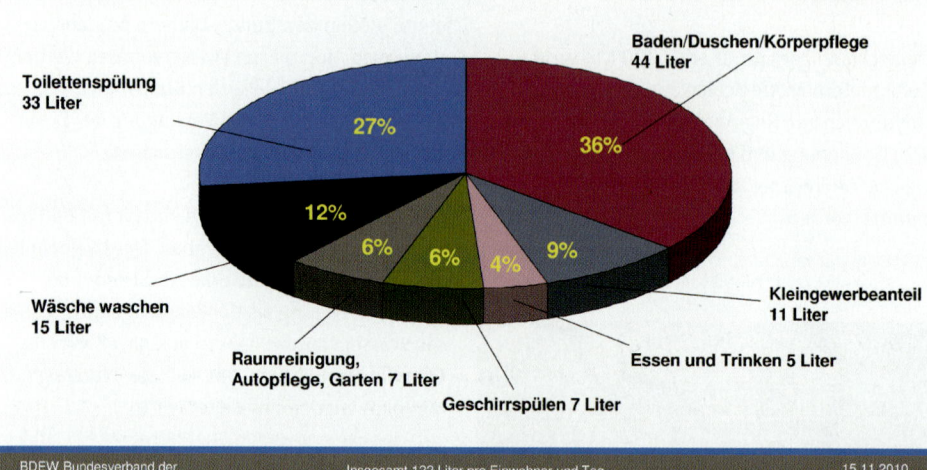

Baden/Duschen/Körperpflege
44 Liter

Toilettenspülung
33 Liter

36%

27%

12%

6% 6% 4% 9%

Wäsche waschen
15 Liter

Kleingewerbeanteil
11 Liter

Raumreinigung,
Autopflege, Garten 7 Liter

Essen und Trinken 5 Liter

Geschirrspülen 7 Liter

BDEW Bundesverband der
Energie- und Wasserwirtschaft e.V. Insgesamt 122 Liter pro Einwohner und Tag 15.11.2010

Die obenstehende Grafik veranschaulicht, dass das meiste Wasser dem Duschen, Baden und der Körperpflege dient, gefolgt von der Toilettenspülung. Nur etwa 5 Liter Trinkwasser fließen in die menschliche Ernährung. Insgesamt zahlt jeder Bundesbürger für sein Trinkwasser 0,24 Euro am Tag. Das sind im Jahr rund 86 Euro. Der monatliche Anteil für Trinkwasser gemessen am ausgabefähigen Einkommen 2006 (lt. Statistischem Jahrbuch 2008) der Haushalte beträgt 0,25 Prozent. Dazu kommen weitere Kosten für das anfallende Abwasser.

3.3 Gewinnung und Versorgung

Mit fortschreitender Industrialisierung und der Entstehung immer größerer Städte wurde im 19. Jahrhundert die **zentrale Wasserversorgung** eingeführt. Heute sind 99 Prozent aller

Haushalte an die **öffentliche Wasserversorgung** angeschlossen, die von 6.200 Wasserversorgungsunternehmen gesichert wird. Der Anschlussgrad an die öffentliche Kanalisation liegt bei 99 Prozent.

Im Schnitt wird unser **Trinkwasser** zu rund 62 Prozent aus **Grundwasser**, 30 Prozent aus **Oberflächenwasser** und 8 Prozent aus **Quellwasser** gewonnen. Die Unterschiede werden nachfolgend erklärt. Je nach den regionalen Verhältnissen unterscheiden sich jedoch die Beschaffenheit und Verfügbarkeit der Trinkwasserressourcen sehr. In der norddeutschen Tiefebene gibt es bedeutende Grundwasservorkommen und so wird dort das Trinkwasser zu 100 Prozent aus Grundwasser gewonnen. Anders in weiten Teilen von Nordrhein-Westfalen, Thüringen und Sachsen: Dort wird zu über 50 Prozent Oberflächenwasser genutzt.

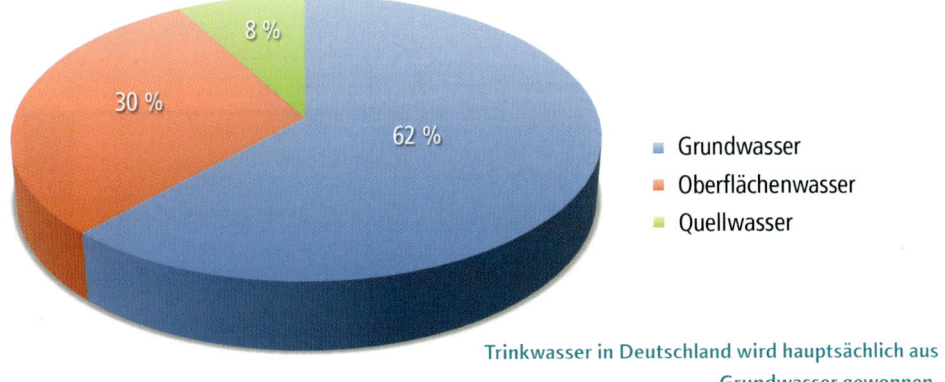

- Grundwasser
- Oberflächenwasser
- Quellwasser

8 %

30 %

62 %

Trinkwasser in Deutschland wird hauptsächlich aus Grundwasser gewonnen.

Grund- und Quellwasser

Im Rahmen des Wasserkreislaufes versickern Niederschläge in den Boden und in den Untergrund. Dieses Wasser sammelt sich über undurchlässigen Gesteins- oder Tonschichten. Auf seinem Weg durch den Untergrund wird es auf natürliche Art gereinigt, so dass es im günstigen Fall ohne weitere Aufbereitung als Trinkwasser verwendet werden kann. Es gibt jedoch Stoffe, die ins Grundwasser gelangen, zum Beispiel Nitrat, das als Pflanzendünger breite Verwendung findet. Durch den vorsorgenden Gewässerschutz (vgl. Kapitel 3.5) soll die Reinheit des Grundwassers sichergestellt werden.

Zur Gewinnung von Grundwasser nutzen die Wasserwerke unterschiedliche Arten von Brunnen und fördern das Rohwasser aus einer Tiefe von wenigen bis hin zu mehreren hundert Metern. Je nach geologischen Gegebenheiten werden **Vertikal-** oder **Horizontalbrunnen** eingesetzt.

Damit der Grundwasserspiegel bei größeren Entnahmen in Ballungsgebieten nicht absinkt, gibt es die Methode der **künstlichen Grundwasseranreicherung**. Dabei wird aufbereitetes Oberflächenwasser über Versickerungsbecken in den Boden geleitet und dessen natürliche

Brunnenreihe Wasserwerk Haltern

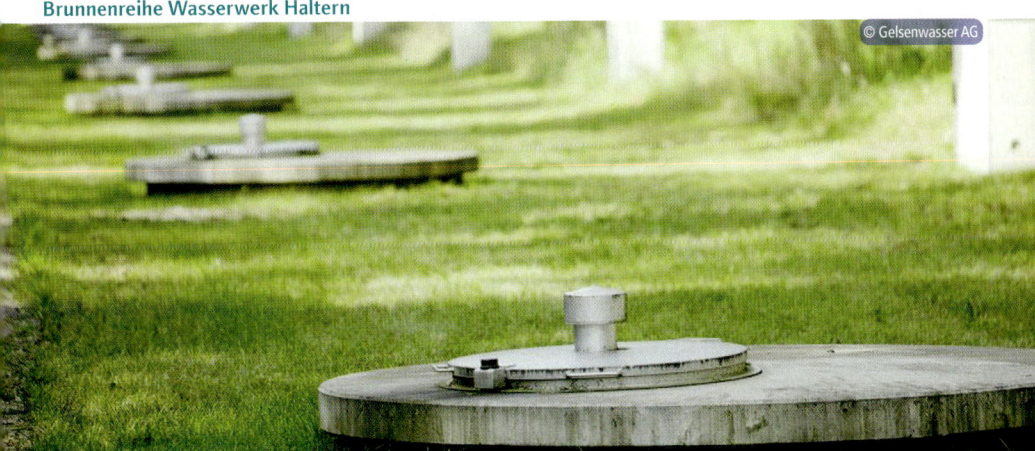

© Gelsenwasser AG

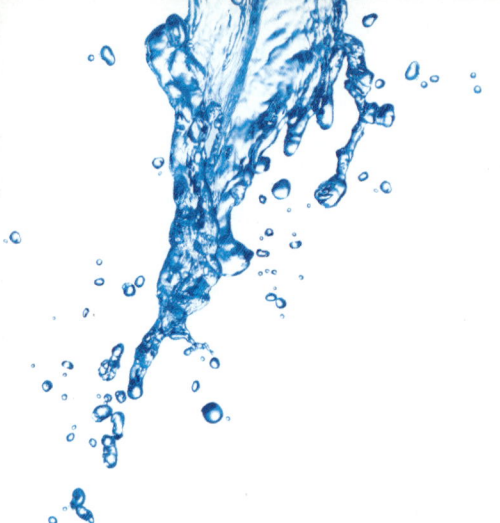

Reinigungswirkung genutzt. Die Bewohner Süddeutschlands beispielsweise erhalten ihr Trinkwasser zu 20 Prozent aus **Quellwasser**, das aus unterirdischem Grundwasser – zum Beispiel an Berghängen – frei an die Oberfläche tritt. Zur Trinkwassergewinnung wird die Quelle mit baulichen Anlagen gefasst und vor Verunreinigungen geschützt. Die Betreiber prüfen in regelmäßigen Abständen, ob das Wasser einwandfrei ist, bevor es ins Leitungsnetz zu den Abnehmern fließt.

Infobox

Hausbrunnen

Insgesamt gibt es in Deutschland schätzungsweise 500.000 Hausbrunnen. Grundsätzlich spricht nichts gegen die Einrichtung eines „Gartenbrunnens", der also nur für die Bewässerung des eigenen Gartens gedacht ist. Doch auch solch ein Brunnen muss der Stadt aus Sicherheitsgründen gemeldet werden. Liegt der Brunnen im Bereich eines Wasserschutzgebietes, muss ihn die Wasserbehörde genehmigen.

Soll das Wasser auch im Haus genutzt werden – zum Beispiel für die Toilettenspülung – ist eine Wasseruhr erforderlich. Sie ermöglicht die Berechnung der Gebühren für das anfallende Abwasser. Dieses eigene Wasser ist nicht als Trinkwasser zu empfehlen, da der Verbraucher keine Kontrolle über seine Qualität hat. Das gilt erst recht, wenn Kinder im Haus sind. Es ist daher wichtig, die verschiedenen Wasserkreisläufe streng voneinander zu trennen.

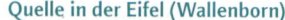

Quelle in der Eifel (Wallenborn)

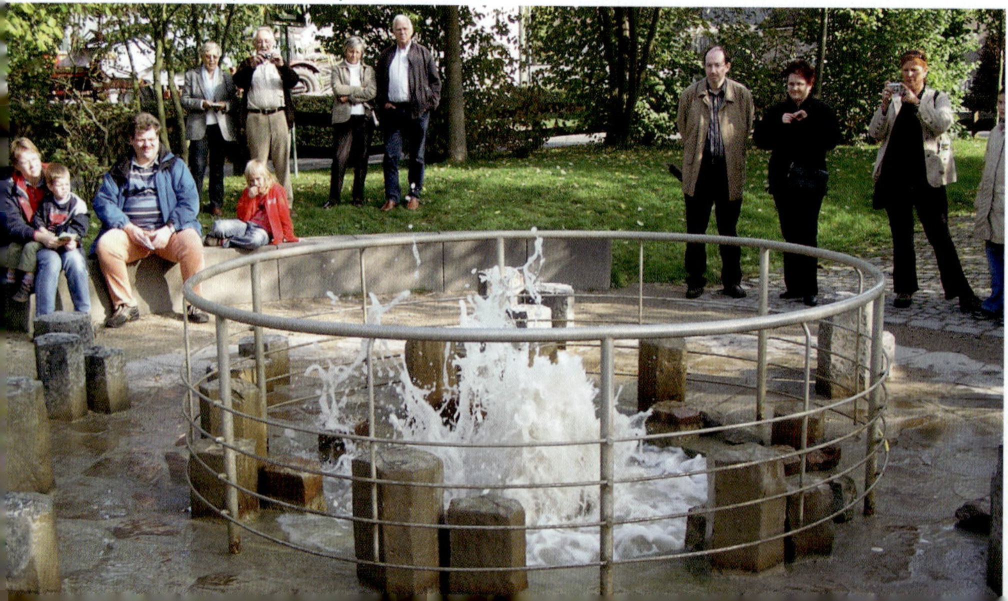

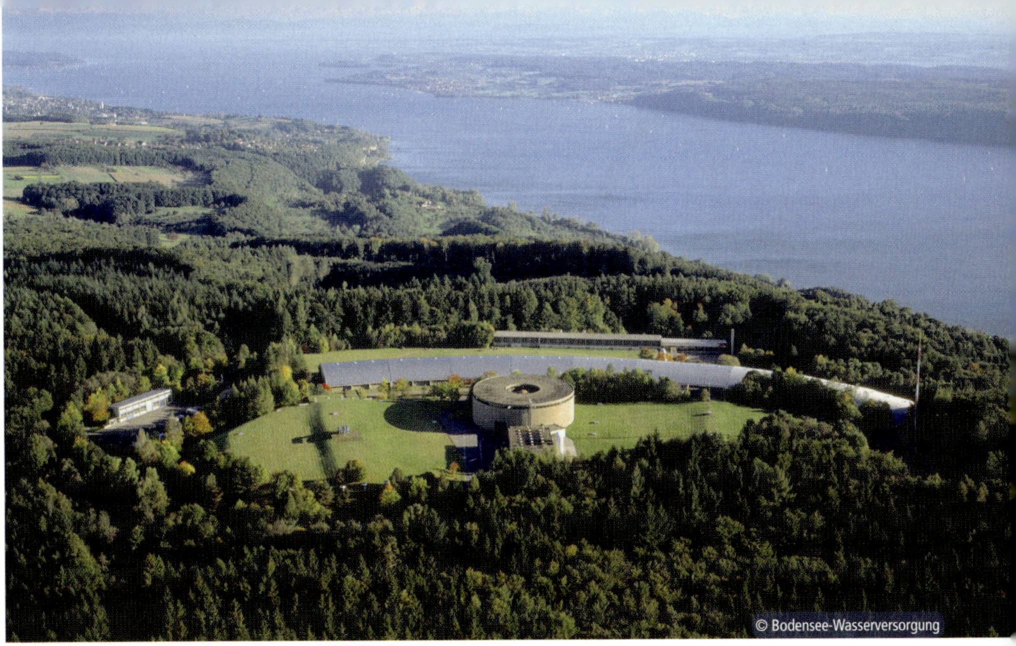

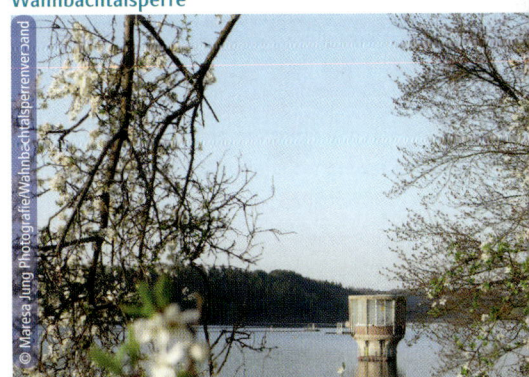

Bodensee mit Aufbereitungsanlage Sipplinger Berg

Oberflächenwasser

Die zweitwichtigste Ressource ist das Oberflächenwasser. Es stammt in Deutschland aus Talsperren, Flüssen und Seen, zum Beispiel dem Rhein oder Bodensee. Im Gegensatz zum Grundwasser kann Oberflächenwasser stärker durch Abwässer, Niederschläge und Bodenabspülungen verunreinigt werden. Umfangreiche Maßnahmen haben seit den 1970er Jahren diese Einflüsse minimiert, können aber noch ausgebaut werden. So hat zum Beispiel das Wasser des Bodensees, das rund 4 Millionen Einwohner Baden-Württembergs mit Trinkwasser versorgt, heute wieder eine sehr gute Qualität.

Wasser aus Flüssen wird häufig nicht direkt, sondern als Uferfiltrat gewonnen. Dazu werden in der Nähe eines Fluss- oder Seeufers Brunnen gebohrt. Das Wasser strömt durch Sand- und Kiesschichten zum Brunnen und erfährt während der Verweilzeit von mindestens 50 Tagen eine natürliche Reinigung. Im günstigen Fall ist das gewonnene Rohwasser so sauber, dass nur noch wenige Aufbereitungsschritte vor seiner Nutzung als Trinkwasser nötig sind.

Wahnbachtalsperre

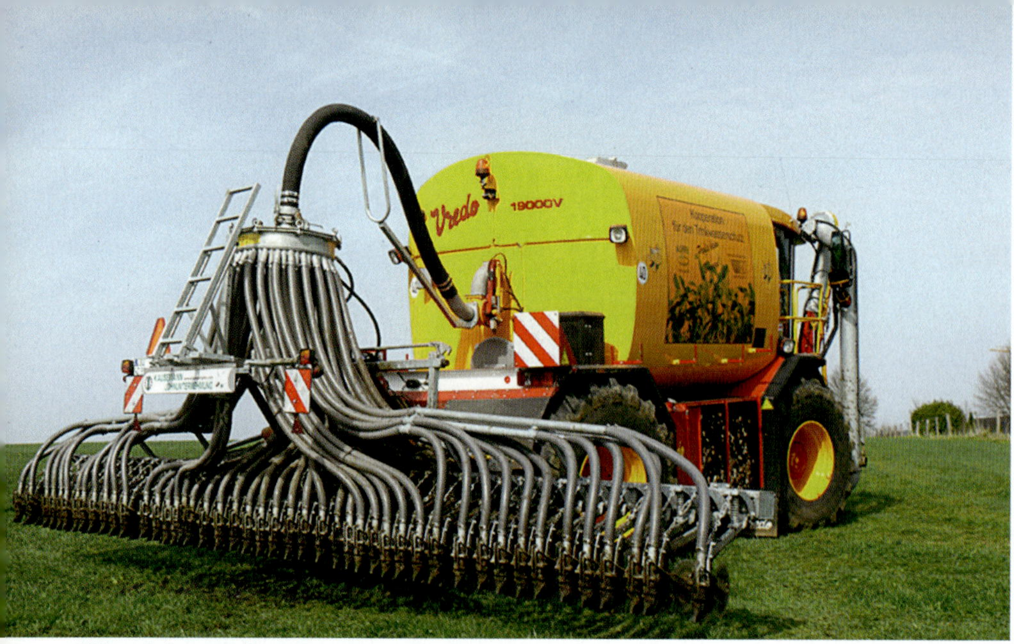

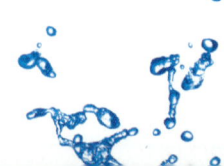

Gülleausbringung mit so genanntem Schleppschuh

3.4 Aktueller Zustand der Rohwässer

Die Beschaffenheit des Rohwassers steht in enger Beziehung zu seiner jeweiligen Herkunft. In der Regel sind Grund- und Quellwasser im Vergleich zu Oberflächenwasser deutlich reiner. Enthält das Rohwasser unerwünschte Bestandteile, müssen sie durch eine gezielte Aufbereitung im Wasserwerk entfernt werden, um sauberes und hygienisch einwandfreies Trinkwasser zu erhalten. Bevor die Trinkwasseraufbereitung (Kapitel 3.6) und die Anforderungen des Verbraucherschutzes (Kapitel 3.8) näher beschrieben werden, lohnt sich ein kurzer Blick auf den aktuellen Zustand unserer Trinkwasserressourcen.

In vielen Regionen ist der gute Zustand des **Grundwassers** in Gefahr. Das hat die systematische Überwachung durch die Bundesländer gezeigt. So erreichen nur gut 60 Prozent des Grundwassers die Bewertung „guter chemischer Zustand" nach den Vorgaben der **EG-Wasserrahmenrichtlinie**. Beeinträchtigungen gehen vor allem von hohen Nitratgehalten und Belastungen mit Pflanzenschutzmitteln aus. Ein wesentlicher Verursacher ist die Landwirtschaft mit intensiver Bodennutzung und Viehhaltung. Aber auch Altablagerungen (zum Beispiel stillgelegte Mülldeponien), Unfälle mit wassergefährdenden Stoffen oder undichte Abwasserkanäle können das Grundwasser verschmutzen. Die im Jahr 2010 verabschiedete neue **Grundwasserverordnung** soll mit dazu beitragen, die Qualität des Grundwassers in Deutschland zu verbessern.

Im Vergleich zum Grundwasser ist das Oberflächenwasser relativ ungeschützt vor Einträgen aus der Luft, Verunreinigung aus der Landwirtschaft sowie den Haushalten, Verkehr, Industrie und Gewerbe. Es enthält neben erhöhten Nitrat- und Pestizidmengen häufig auch Schwermetalle, industrielle Schadstoffe oder Arzneimittelrückstände. Zwar sind die deutschen Gewässer insgesamt sauberer geworden, dennoch werden etwa 89 Prozent der Bäche und Flüsse sowie 57 Prozent der Seen voraussichtlich nicht den für 2015 angestrebten „guten ökologischen und chemischen Zustand" erreichen. Dieses Ziel wurde im Jahr 2000 in der EG-Wasserrahmenrichtlinie festgeschrieben.

Außerdem können Krankheitserreger aus Abwasser oder Tierfäkalien und Parasiten ins Wasser gelangen. Besonders gefährlich sind unfallbedingte Verunreinigungen mit Mineralölen, Lösungs- oder Reinigungsmitteln.

Oberflächenwasser enthält dazu natürliche Stoffe bzw. Kleinstlebewesen. Sie sind zwar nicht gesundheitsschädlich, aber dennoch unerwünscht:

- Plankton, Kleinkrebse, Mückenlarven, Algen,
- gelöste Humusstoffe (ungiftige Abbauprodukte von Pflanzen),
- Eisen oder Mangan als Trübstoffe oder in gelöster Form (verursachen braune Färbung) und
- Stoffe von Algen und Bakterien (geruchsbildend, teilweise giftig).

3.5 Gewässerschutz

Längst hat man die Bedeutung eines vorsorgenden, flächendeckenden Gewässerschutzes erkannt. Denn es ist sehr schwierig, teuer und – wenn überhaupt – nur über einen jahrzehntelangen Zeitraum möglich, belastetes Grund- und Oberflächenwasser zu sanieren. Zudem sinkt der Aufwand der Wasserwerke bei der Trinkwassergewinnung, je besser die Qualität des Rohwassers ist.

Eine zentrale Rolle spielt die **Abwasserentsorgung**. Knapp 10.000 **öffentliche Kläranlagen** reinigen in Deutschland insgesamt 96 Prozent des Abwassers aus Haushalten, Industrie, Gewerbe und Niederschlägen. Neben verbesserten Techniken trägt auch eine konsequentere Abwasservermeidung dazu bei, dass die Gewässerbelastung insgesamt zurückgegangen ist. Im internationalen Vergleich hat Deutschland hierbei einen führenden Platz erreicht.

Auch bei den Hauptverursachern der Gewässerverschmutzung hat sich einiges getan, zum Beispiel durch eine Gewässer schonende Landwirtschaft. So werden die Böden mit gezielten Bodenprobennahmen auf ihren Gehalt an Nährstoffen und Wirtschaftsdünger untersucht. Mit Hilfe einer bodennahen Verteiltechnik kann die Gülle emissionsarm in den Boden eingearbeitet werden.

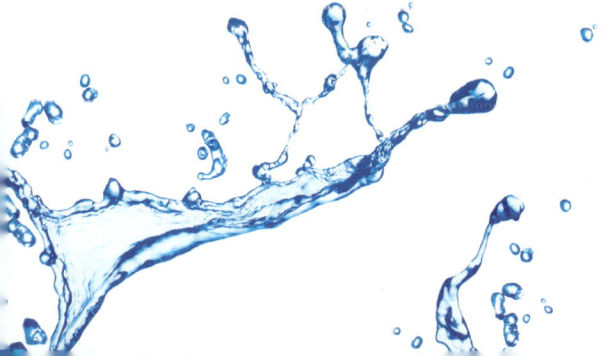

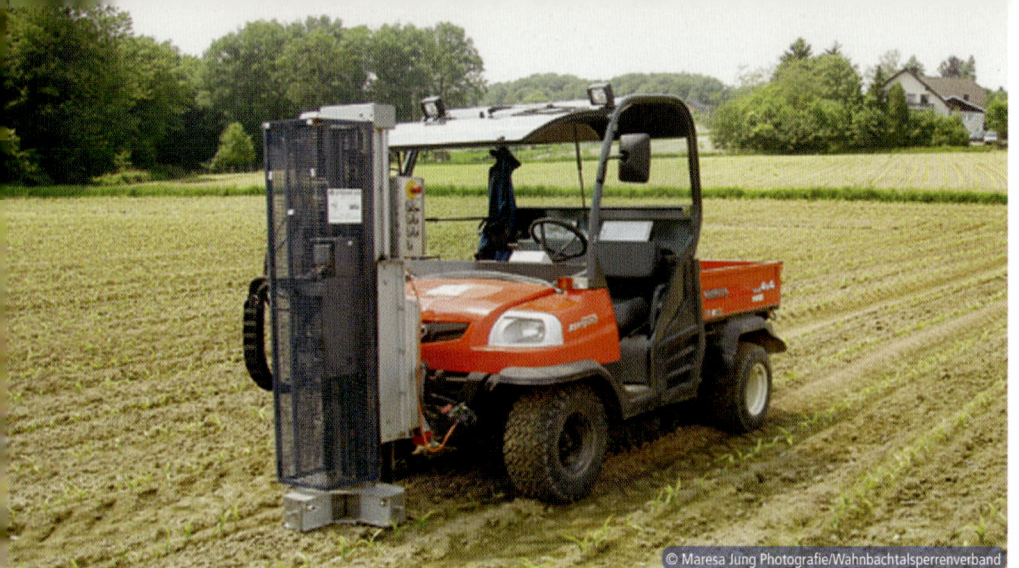

© Maresa Jung Photografie/Wahnbachtalsperrenverband

Bodenprobennahmegerät

Eine wichtige Funktion nehmen die **Wasserversorgungsunternehmen** wahr, die unter anderem Stellungnahmen zu Flächennutzungs- und Bebauungsplänen, Straßenbaumaßnahmen, Gewässernutzungen oder die Errichtung landwirtschaftlicher Betriebsstätten erarbeiten.

In der Nähe von Trinkwassergewinnungsanlagen schützen spezielle **Trinkwasserschutzgebiete** das Wasser vor schädlichen Einflüssen. Sie unterteilen sich in engere und weitere Schutzzonen, für die auf den Einzelfall abgestimmte Einschränkungen und Verbote festgesetzt werden können. Entsprechende Schilder weisen auf die Schutzgebiete hin und müssen beachtet werden.

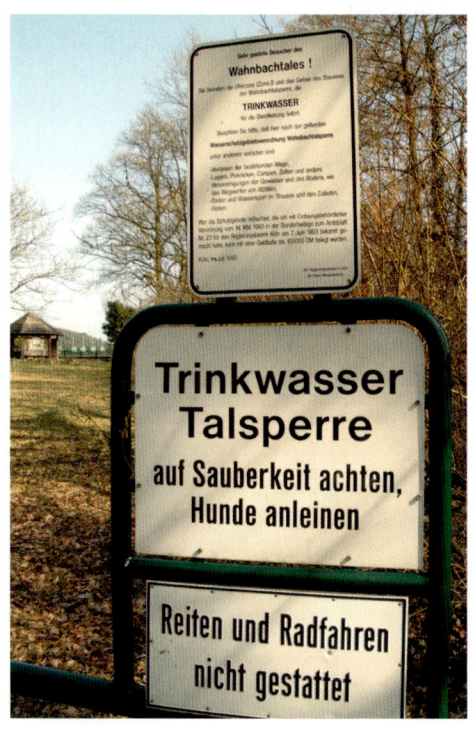

Zone I – Fassungsbereich

Die engste Zone umfasst die Brunnenanlage zur Grundwasserförderung, bei Trinkwasserseen und -talsperren einen mindestens 100 Meter breiten Uferstreifen. Dieses Gelände gehört meist zum Wasserwerk dazu. Hier ist jegliche Fremdnutzung untersagt, somit meist auch das „Betreten durch Unbefugte".

Zone II – engeres Schutzgebiet

Diese Zone soll besonders den Schutz des Trinkwassers vor Krankheitskeimen gewährleisten. Sie beschreibt die „50-Tage-Linie". Das heißt, die Fließzeit soll vom Rand der Zone II bis zum Brunnen mindestens 50 Tage betragen. Durch die lange Bodenpassage werden Bakterien und Viren an Bodenpartikel gebunden und sterben ab. In der Zone II sind Bebauung und Straßenverkehr verboten. Für die landwirtschaftliche Nutzung gelten Einschränkungen.

Zone III – weiteres Schutzgebiet

Die Schutzzone III reicht von der Grenze der Zone II bis zur Grenze des unterirdischen Einzugsgebietes der Fassungsanlage und wird manchmal zusätzlich in Schutzzone III A und III B unterteilt. Hier sind beispielsweise Kläranlagen, chemische Betriebe und Massentierhaltung verboten.

Mit zum Teil einfachen Maßnahmen kann jeder Einzelne seinen Beitrag zum Gewässerschutz leisten (siehe Infobox).

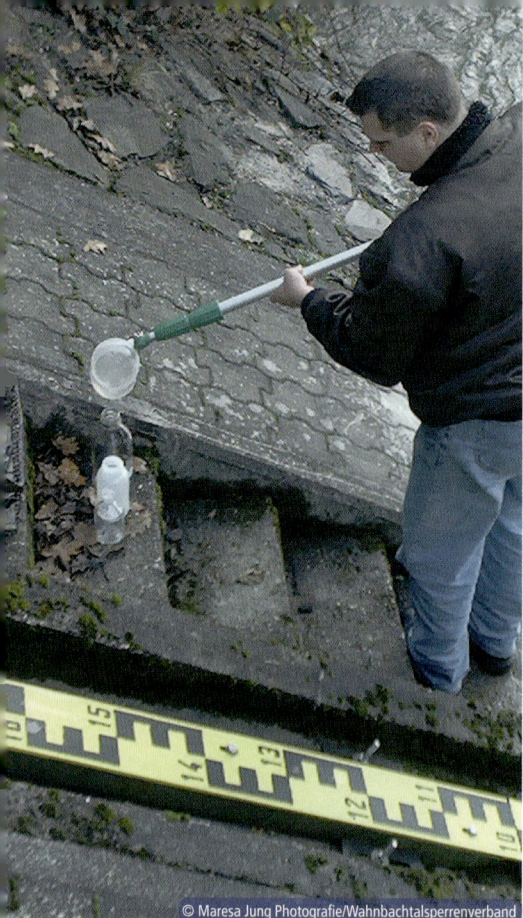
© Maresa Jung Photografie/Wahnbachtalsperrenverband

Reinigungswirkung des Bodens

Im günstigen Fall reicht die natürliche Reinigungswirkung des Bodens aus, um versickerndes Wasser auf seinem langen Weg durch Erd- und Gesteinsschichten zu reinigen: Viele Schadstoffe heften sich an die Bodenpartikel an oder werden durch Mikroorganismen abgebaut. In den letzten Jahren hat sich allerdings gezeigt, dass das Reinigungs- und Rückhaltevermögen des Bodens überschätzt wurde bzw. mit der Zeit nachlässt. Außerdem werden nicht alle unerwünschten Stoffe entfernt, wie zum Beispiel Nitrat.

Die **Trinkwasseraufbereitung** berücksichtigt drei wesentliche Punkte:

* **Gesundheit**: Trinkwasser darf weder Krankheitserreger noch chemische Stoffe in Konzentrationen enthalten, die die Gesundheit gefährden können.

* **Ästhetik**: Trinkwasser muss geruchlich, geschmacklich und optisch einwandfrei sein und zum Genuss anregen.

* **Wechselwirkung mit den Werkstoffen des Leitungsnetzes**: Trinkwasser darf das Leitungsnetz nicht beeinträchtigen (z. B. durch Ablagerungen oder **Korrosion**).

Wie aufwändig die Aufbereitung ist, hängt davon ab, wie stark das Rohwasser belastet ist. Zum Einsatz kommen in den Wasserwerken viele verschiedene physikalische, chemische und biologische Verfahren – meist in Kombination –, von denen hier nur die wichtigsten vorgestellt werden sollen. Welche Stoffe für die Aufbereitung in welchen Dosierungen verwendet werden dürfen, wird von der Trinkwasserverordnung detailliert geregelt.

3.6 Trinkwasseraufbereitung

Im Allgemeinen wird das Rohwasser in den **Wasserwerken** mit Hilfe verschiedener Verfahren gereinigt, bevor es als Trinkwasser in das Leitungsnetz eingespeist wird. Das gilt vor allem für Oberflächenwasser, das immer aufbereitet werden muss. Es gibt jedoch auch Rohwasser aus Quell- oder Grundwasservorkommen, welches ohne Aufbereitung den hohen Anforderungen der Trinkwasserverordnung entspricht. Laut dem **Bundesverband der Energie- und Wasserwirtschaft e. V. (BDEW)** muss etwa die Hälfte des in Deutschland gewonnenen Wassers nicht aufbereitet und desinfiziert werden.

Vorreinigung

Mit Rechen und Sieben werden grobe und feine Pflanzenteile, Plankton, Sand und Schlamm entfernt. Im Sedimentationsbecken setzen sich im Wasser feiner verteilte Stoffe langsam ab.

Flockung

Gelöste Stoffe, Mikroorganismen und kleine Teilchen, die für die Sedimentation zu leicht sind, werden mit Hilfe von Flockungsmitteln wie Eisen- oder Aluminiumsalzen zu unlöslichen Flocken ausgefällt. Im Flockungsbecken sorgen spezielle Einrichtungen dafür, dass sich die Mikroflocken zu größeren, gut filtrierbaren Flocken zusammenlagern.

Entsäuerung

Um die Rohrleitungen vor **Korrosion** zu schützen und den vorgeschriebenen **pH-Wert** zu erreichen, wird überschüssige Kohlensäure neutralisiert. Das geschieht zum Beispiel durch die Zugabe von Kalkwasser.

Enthärtung

Ein zu hoher **Härtegrad** des Trinkwassers führt bei der Erhitzung in Haushaltsgeräten zu unlöslichen Kalkablagerungen. Darum wird bei zu hohen Calcium- und Magnesiumgehalten enthärtet.

Filterhalle

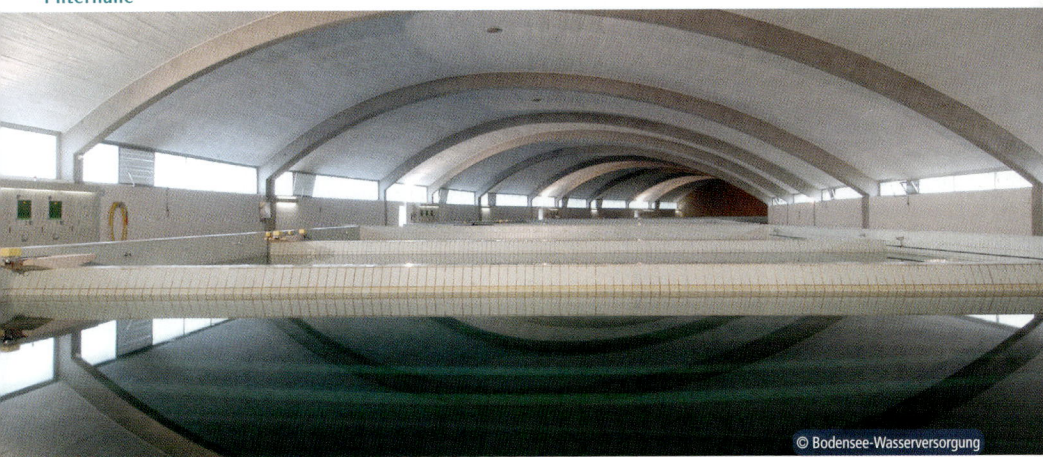

© Bodensee-Wasserversorgung

Filtration

In Filtern werden die geflockten Stoffe aus dem Wasser beseitigt. Die Filter bestehen häufig aus mehreren Schichten unterschiedlich grober Körnung (z. B. Kies, Blähton, Quarzsand) und halten die Verunreinigungen in den Zwischenräumen der Körner zurück. Mit **Aktivkohle**filtern werden nötigenfalls Geruchs- und Geschmacksstoffe sowie gelöste organische Schadstoffe gebunden und aus dem Wasser entfernt.

Desinfektion

In einem letzten Schritt wird das Trinkwasser mit Hilfe von Chlor bzw. Chlordioxid oder durch ultraviolette Strahlung desinfiziert.

In besonders hartnäckigen Fällen kommen weitere Verfahren zum Einsatz, wie zum Beispiel die Membranfiltration oder die Reinigung durch Oxidationsverfahren.

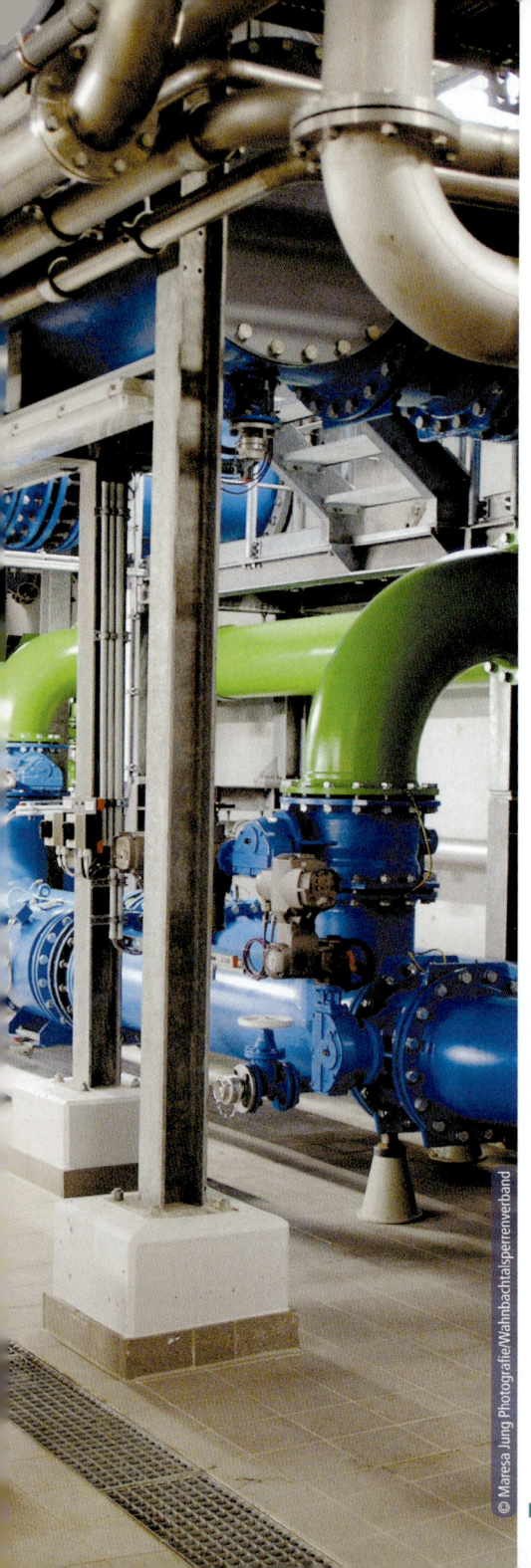

Rohrsystem für Trinkwasser

3.7 Transportwege

Wasser wird nicht immer gleichmäßig gebraucht. Morgens und abends, wenn beispielsweise geduscht wird, ist der Verbrauch besonders hoch. Um sich dem schwankenden Bedarf der Haushalte anpassen zu können, sammeln Speicheranlagen das Trinkwasser in Zeiten geringen Bedarfs für Zeiten mit höherem Bedarf. Ausgehend von gewaltigen Hauptwasserleitungen verzweigt sich das unterirdische Rohrleitungsnetz immer weiter vom Wasserwerk bis hin zu den Hauswasserleitungen. Üblicherweise bilden sie ein Ringnetz, so dass die Versorgung selbst bei Rohrbrüchen gesichert ist. Die Länge aller Rohrleitungen zusammen wird in Deutschland auf 500.000 Kilometer geschätzt.

Damit das Wasser beim Verbraucher genauso sauber ankommt, wie es das Wasserwerk verlassen hat, müssen Bau, Betrieb und Pflege der Rohrleitungen höchsten technischen Standards entsprechen. Verantwortlich dafür ist bis zum Wasserzähler des Verbrauchers das jeweilige Wasserversorgungsunternehmen. Für die Leitungen auf dem Grundstück und die Hausinstallation ist der Hauseigentümer verantwortlich.

Stehen das Volumen des Rohrnetzes und die benötigten Wassermengen im richtigen Verhältnis, wird vermieden, dass das Wasser zu langsam fließt oder zu lange in den Rohren steht. Im Bedarfsfall werden die Rohrleitungen zusätzlich gespült. Außerdem dürfen für neue Wasserversorgungsanlagen oder die Instandhaltung nur solche Werkstoffe und Materialien verwendet werden, die korrosionsbeständig sind und möglichst wenig unerwünschte Stoffe in das Wasser abgeben. Das sind neben bestimmten Kunststoffen verschiedene Metalle bzw. Metall-Legierungen.

Besonders wichtig ist die hygienische Sicherheit des Rohrleitungsnetzes, denn unter bestimmten Bedingungen können Mikroorganismen an den Rohren anwachsen und einen **Biofilm** bilden. Trinkwasser ab Wasserwerk ist praktisch frei von Bakterien und enthält nur wenig Nährstoffe, die diese zum Wachsen benötigen. In der öffentlichen Wasserversorgung sind Biofilme daher in der Regel kein Problem.

Anders sieht es in der **Hausinstallation** aus: Ungeeignete Materialien, häufige und lange Standzeiten des Wassers und Umgebungstemperaturen von mehr als 20 °C können das Wachstum von Bakterien und die Korrosion der Leitungsrohre fördern. Um dies zu vermeiden, sollten Trinkwasser-Installationen daher nur von Fachbetrieben geplant und erstellt werden, die bei einem Wasserversorgungsunternehmen eingetragen sind. Außerdem dürfen nur Materialien und Produkte verwendet werden, die zum Beispiel ein Prüfzeichen des **DVGW** (Deutscher Verein des Gas- und Wasserfaches e. V.) tragen.

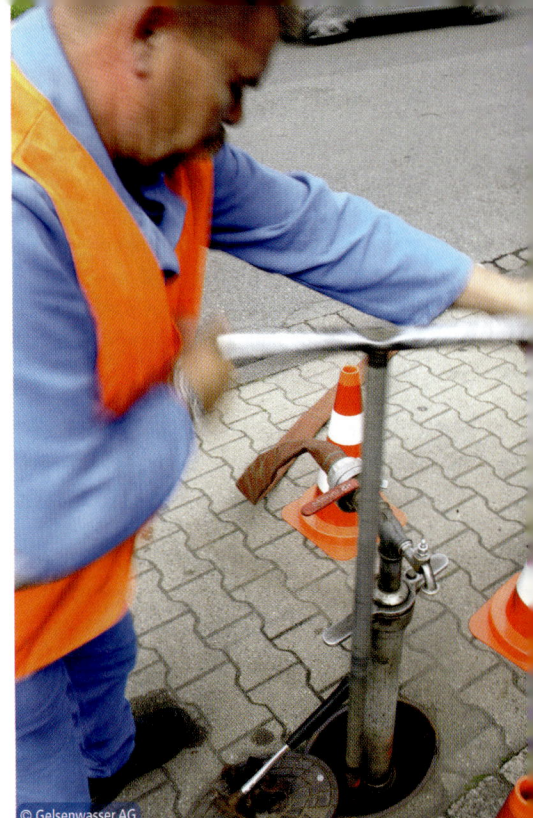

© Gelsenwasser AG

Spülen der Rohrleitungen

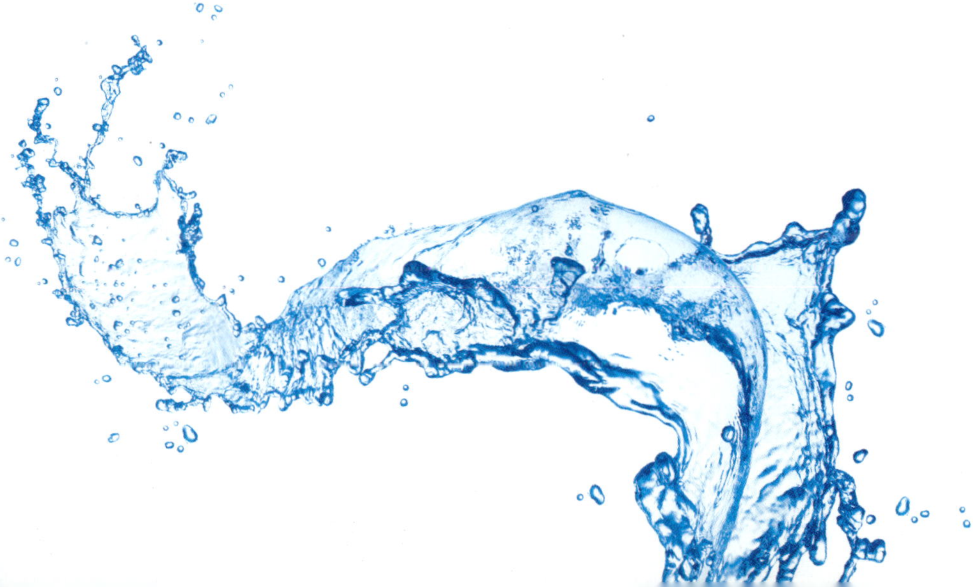

3.8 Qualität und Verbraucherschutz

Trinkwasser wird häufig als das Lebensmittel Nr. 1 bezeichnet. Es wird ein Leben lang von Millionen Menschen täglich gebraucht und muss daher besonders hohen Anforderungen genügen. Entsprechend streng sind die gesetzlichen Regelungen zur Trinkwasserqualität und deren Sicherstellung durch die amtliche Überwachung.

Rechtliche Grundlagen

Eine entscheidende Rolle im gesetzlichen Regelwerk spielt die „Verordnung über die Qualität von Trinkwasser für den menschlichen Gebrauch", kurz **Trinkwasserverordnung**. Sie basiert auf dem **Infektionsschutzgesetz** und setzt die **EU-Trinkwasserrichtlinie** in nationales Recht um. Mit ihren strengen Grenzwerten und Regelungen gilt sie weltweit als vorbildlich. Neben detaillierten Anforderungen an die Beschaffenheit des Trinkwassers enthält sie Bestimmungen für die Aufbereitung des Wassers, die Pflichten der Wasserversorger und die Überwachung. Dabei bezieht sie sich auch auf **DIN-Normen** oder **Regelwerke des DVGW**, die zwar keinen Rechtscharakter haben, aber die allgemein anerkannten Regeln der Technik wiedergeben. Mit Wirkung zum 1. November 2011 wurde die Trinkwasserverordnung aus dem Jahr 2001 in einigen Punkten geändert und angepasst. So wurde zum Beispiel erstmals ein Grenzwert für Uran (vgl. S. 32) aufgenommen.

Übergeordnetes Ziel der Trinkwasserverordnung ist die Sicherstellung von einwandfreiem, genusstauglichem und reinem Trinkwasser, dessen Verwendung auch bei lebenslangem Genuss keine gesundheitlichen Gefahren verursacht. Trinkwasser muss also frei von Krankheitserregern und unerwünschten Belastungen durch Mikroorganismen, Viren und chemischen Stoffen sein. Nach den „Leitsätzen für die Anforderungen an Trinkwasser" (DIN 2000) muss Trinkwasser keimarm, appetitlich, farb- und geruchlos, klar, kühl und geschmacklich einwandfrei sein. Außerdem soll es keine Korrosionsschäden am Leitungsnetz hervorrufen. Grundsätzlich ist Wasser, das ohne Aufbereitung alle Güteanforderungen erfüllt, aufbereitetem Wasser vorzuziehen.

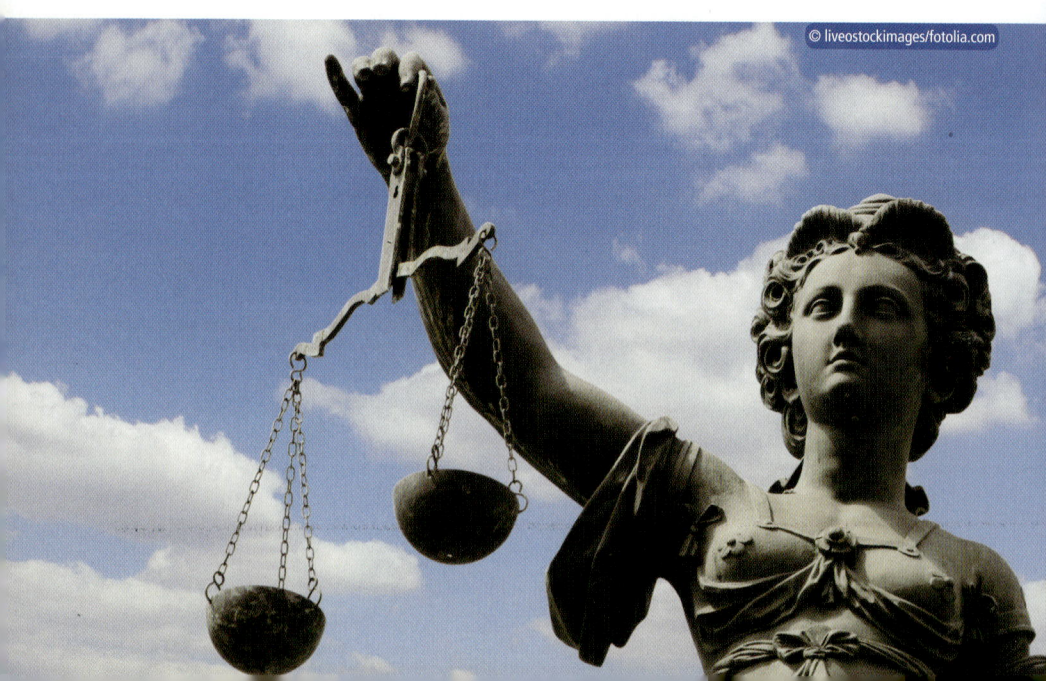

Qualitätsanforderungen

Kern der Trinkwasserverordnung ist die Festlegung von Grenzwerten bzw. Anforderungen für eine Reihe von Stoffen, die bei zu hoher lebenslanger Aufnahme die Gesundheit gefährden könnten (vgl. Tabelle 3, Seite 36). Nicht alle Stoffe werden jedoch in der Trinkwasserverordnung erfasst und daher auch nicht routinemäßig überprüft (z. B. Arzneimittelrückstände).

Die drei wichtigsten Säulen sind:

- **Hygienisch-mikrobiologische Anforderungen**
  Strengste Anforderungen gelten an das Auftreten von **Escherichia coli** und **Enterokokken**. Da sie auf Verunreinigung durch menschliche oder tierische Ausscheidungen hinweisen, gilt ein Grenzwert von 0 pro 100 Milliliter Wasser. Wird dieser Grenzwert eingehalten, werden potenzielle Krankheitserreger (z. B. Viren, Bakterien, Pilze) nicht in Konzentrationen vorhanden sein, die für die Gesundheit gefährlich sind.

- **Chemische Anforderungen**
  Es werden insgesamt Grenzwerte für 26 Stoffe bzw. Stoffgruppen aufgelistet, die für die Qualität von Trinkwasser die größte Bedeutung haben und in erhöhten Konzentrationen die Gesundheit schädigen können. Dazu gehören Stoffe natürlichen Ursprungs (z. B. Schwermetalle), Verunreinigungen durch den Menschen (z. B. Nitrat, Pflanzenschutzmittel) und Stoffe aus der Wasseraufbereitung oder den Rohrwerkstoffen (z. B. Kupfer)

- **Indikatorparameter**
  Diese Gruppe enthält Grenzwerte für 20 unterschiedliche Parameter (chemische, mikrobiologische, physikalische und organoleptische, also Farbe, Geruch, Geschmack betreffend), die nicht unbedingt selbst problematisch für die Gesundheit sind, sondern

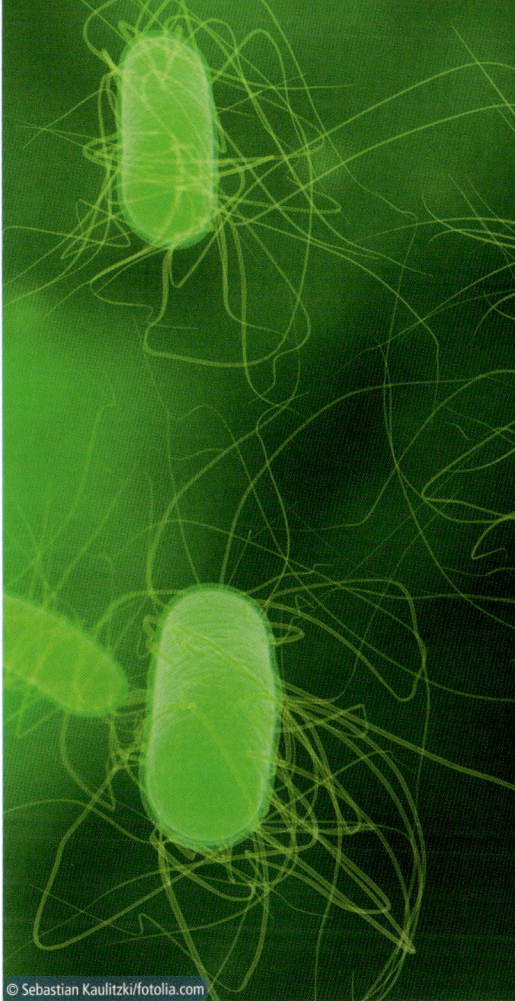

© Sebastian Kaulitzki/fotolia.com

Escherichia coli im Mikroskop

eine Veränderung der Wasserqualität anzeigen. So können zum Beispiel die Parameter Trübung und **Koloniezahl** auf Defizite bei der Aufbereitung und Verteilung hinweisen.

Insgesamt ist das Themengebiet der Qualitätsanforderungen sehr komplex. Nach ein paar Sätzen zur Kontrolle der Trinkwasserqualität werden auf den folgenden Seiten die wichtigsten Informationen zu einzelnen Stoffen und Parametern dargestellt.

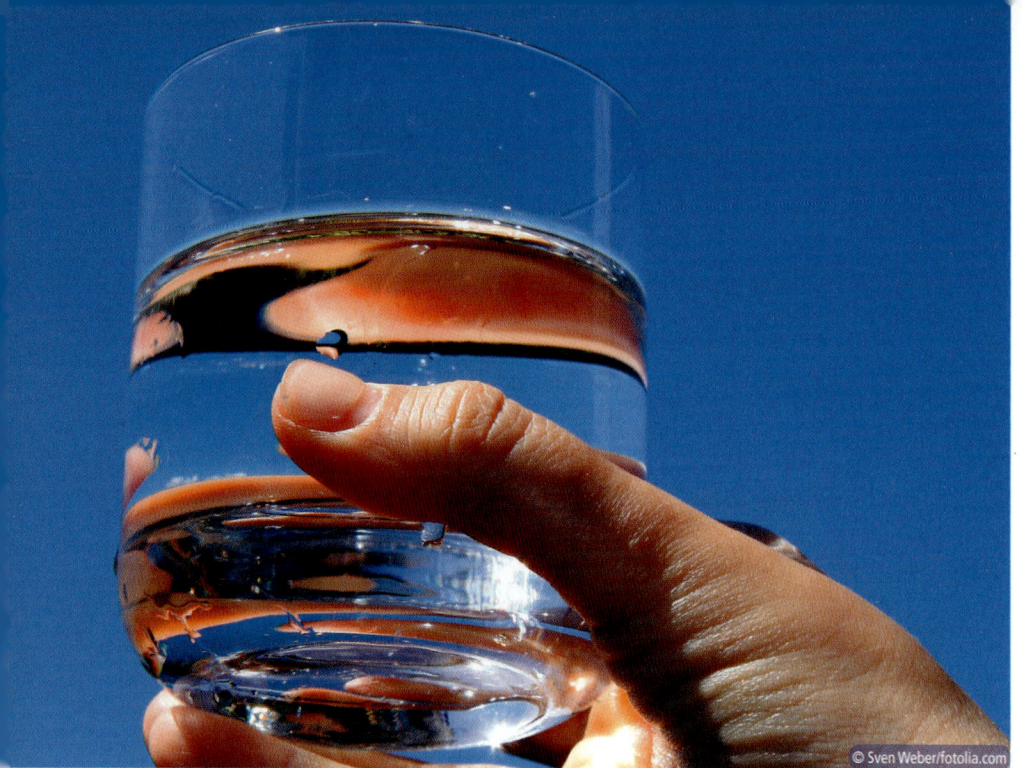

Wie wird die Trinkwasserqualität kontrolliert?

Trinkwasser gilt als das am besten kontrollierte Lebensmittel überhaupt mit strengen gesetzlichen Regelungen und engmaschigen Kontrollen. Sie stellen sicher, dass das Trinkwasser immer in einwandfreiem Zustand beim Verbraucher ankommt. Verantwortlich für die Wasserqualität bis zur Übergabe an die Hausinstallation, also bis zur Wasseruhr, sind die Wasserversorgungsunternehmen. Danach ist der Hauseigentümer zuständig.

Die Trinkwasserversorger müssen kontinuierliche Messungen und Aufzeichnungen ihres Trinkwassers durchführen, damit die Trinkwasserqualität jederzeit eingehalten wird. Die Trinkwasserverordnung regelt weiterhin im Detail, welche Kontrollen unabhängige, anerkannte Laboratorien wie oft durchzuführen haben: So sind viele der nachfolgend beschriebenen Indikatorparameter (zum Beispiel **pH-Wert**, Trübung) und mikrobiologischen Parameter (z. B. E. coli) routinemäßig daraufhin zu untersuchen, ob ihre Grenzwerte eingehalten werden. Alle anderen Parameter sind periodisch, das heißt nicht so häufig zu untersuchen. Die Probenanzahl hängt von der Abgabemenge des Wasserwerks ab. So fallen bei einer Großstadt, die täglich 60.000 Kubikmeter Trinkwasser erhält, pro Jahr 186 Routineuntersuchungen und neun periodische Untersuchungen an.

Die Ergebnisse werden an die zuständigen Gesundheitsämter weitergeleitet. Kommt es zu Überschreitungen von Grenzwerten oder Abweichungen von Anforderungen, müssen die Ursachen gefunden und beseitigt werden. Im Zweifelsfall ist auf Trinkwasser anderer Herkunft auszuweichen.

Seit die Grenzwerte der Trinkwasserverordnung für den Zustand des Wasser am Wasserhahn des Verbrauchers gelten, lassen die Gesundheitsämter stichprobenartig auch das Trinkwasser von Hausinstallationen untersuchen, aus denen Wasser für die Öffentlichkeit abgegeben wird. Dazu gehören zum Beispiel Krankenhäuser, Senioreneinrichtungen oder Schulen.

Trinkwasserqualität in Deutschland – gut bis sehr gut

Die folgende Auflistung und Beschreibung einer Vielzahl von Schadstoffen, die in unser Trinkwasser gelangen können, darf nicht den Eindruck erwecken, dass Trinkwasser ein problematisches Lebensmittel ist. Im Gegenteil: Grundsätzlich werden über andere Lebensmittel oder die Atemluft im Vergleich etwa 100- bis 1.000-mal mehr Schadstoffe aufgenommen.

Insgesamt ist unser Trinkwasser also von guter bis sehr guter Qualität. Zu diesem Ergebnis kam der letzte Bericht des Bundesministeriums für Gesundheit und des Umweltbundesamtes über die Qualität von „Wasser für den menschlichen Gebrauch". Darin wurde für den Zeitraum zwischen 2005 bis 2007 die Qualität des Wassers aus den über 2.600 großen Wasserversorgungsanlagen bestimmt, die circa 80 Prozent der Deutschen mit Trinkwasser versorgen. Kam es ausnahmsweise zu Überschreitungen der jeweiligen Grenzwerte – diese lassen sich für keine Wasserversorgung völlig ausschließen – waren sie meist zeitlich und örtlich eng begrenzt und stellten nur in den seltensten Fällen eine akute Gesundheitsgefahr dar.

Trinkwasser in Deutschland wird regelmäßig streng kontrolliert.

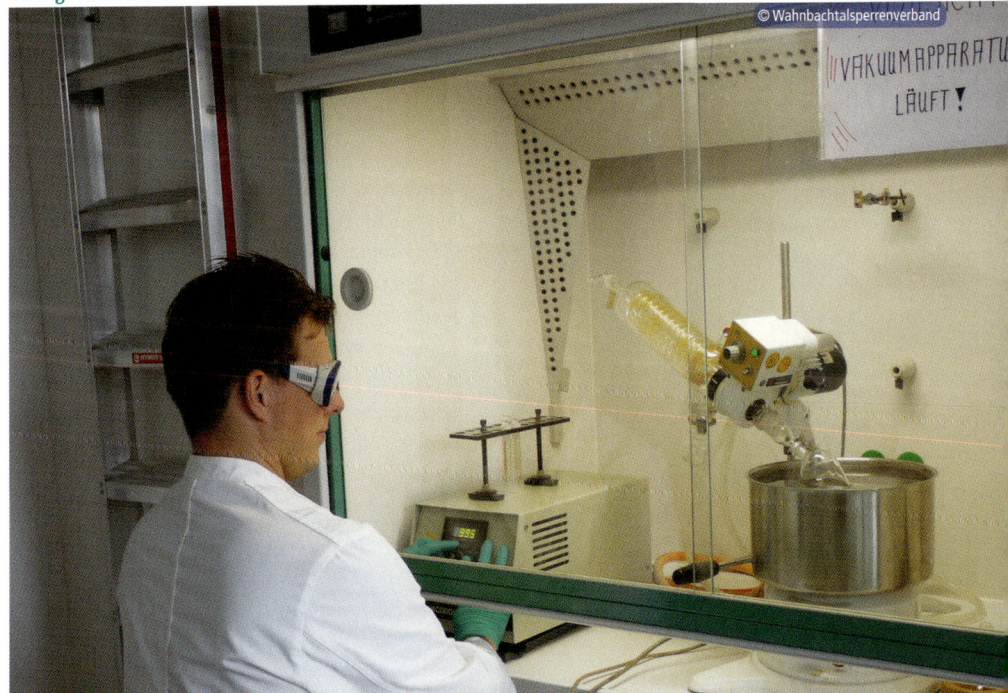

© Wahnbachtalsperrenverband

Wer an genauen Daten und Fakten zu den einzelnen Stoffen bzw. Stoffgruppen interessiert ist, findet diese in der Trinkwasserverordnung und im bereits zuvor erwähnten Trinkwasserbericht, der alle drei Jahre erstellt werden muss. Auch die zuständigen Ministerien der einzelnen Bundesländer halten zum Teil detaillierte Informationen bereit. So wurde im Jahr 2008 erstmals ein umfassender „Trinkwasserbericht Nordrhein-Westfalen" herausgegeben (vgl. Seite 71, weiterführende Informationen).

Die genaue, aktuelle Zusammensetzung des eigenen Wassers kann man bei den zuständigen Wasserwerken kostenlos anfordern (Adresse auf der Wasserrechnung) oder auf deren Internetseiten nachlesen.

Allerdings sagen diese Daten nicht alles über die Qualität des Wassers an der häuslichen Zapfstelle aus. Durch ungeeignete Rohrmaterialien in der Hausinstallation können sich zum Beispiel Schwermetalle im Wasser anreichern. Näheres hierzu findet sich unter der Überschrift „Probleme der Hausinstallation" ab Seite 33.

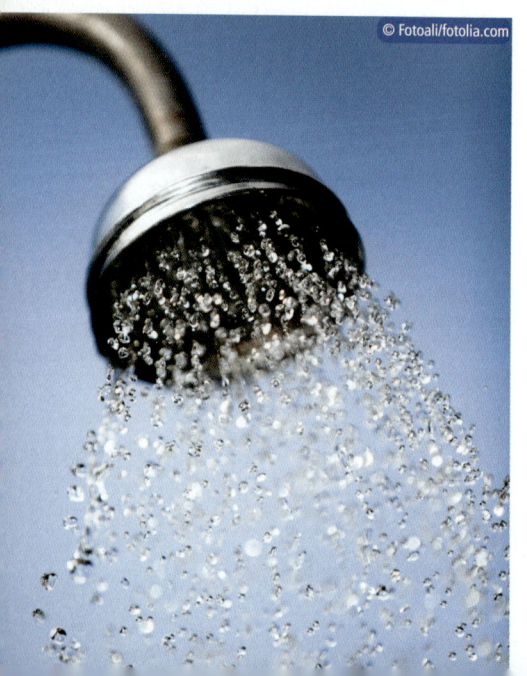

© Fotoali/fotolia.com

Mikrobiologische (Indikator-)Parameter

Nicht Rückstände wie Nitrat oder Pflanzenschutzmittel, sondern die Hygiene bereitet mit Abstand die häufigsten Probleme in der Trinkwasserversorgung. So können zum Beispiel nach starken Regenfällen oder durch nicht sachgerechte Düngung mit Gülle vermehrt Keime ins Rohwasser gelangen.

Bei **coliformen Bakterien** zeigten sich in 1 bis 2 Prozent der Überwachungsmessungen bundesweit Grenzwertüberschreitungen. In solchen Fällen werden sofort alle nötigen Maßnahmen getroffen, damit die Verbraucher einwandfreies Trinkwasser bekommen.

Häufiger kommt es zu Problemen mit Keimen in der Warmwasser-Installation. So können sich **Legionellen** in Warmwasserleitungen bei einer Temperatur zwischen 30 und 50 °C vermehren. Daher sollte die Einstellung der Warmwasseranlage so gewählt werden, dass das Wasser in regelmäßigen Abständen auf über 60 °C erwärmt wird. Werden diese Bakterien über fein zerstäubtes Wasser eingeatmet – zum Beispiel beim Duschen – kann es zu Erkrankungen der Atemwege kommen. Hausinstallationen, die von der Öffentlichkeit genutzt werden, wie in Hotels oder Schwimmbädern, werden daher speziell mindestens einmal pro Jahr auf **Legionellen** untersucht. Auch Eigentümer von vermieteten Mehrfamilienhäusern sind hier seit 1. November 2011 in der Pflicht. Werden die Bakterien nachgewiesen, sind sofort entsprechende Maßnahmen (Desinfizierung, Sanierung) durchzuführen; auch ist zu überprüfen, ob die Anforderungen der technischen Regelwerke des DVGW erfüllt werden. Bei Fragen geben die örtlichen Überwachungs- oder Gesundheitsämter Auskunft.

Chemische Parameter

Wie bereits im Kapitel 3.4 beschrieben, ist die Qualität des für die Trinkwassergewinnung genutzten Rohwassers nicht überall zufriedenstellend. Eine intensive Aufbereitung und systematische Kontrollen sorgen jedoch dafür, dass Schadstoffe aus dem Rohwasser die Grenzwerte der Trinkwasserverordnung in aller Regel nicht überschreiten. Im Folgenden werden die wichtigsten Stoffe bzw. Stoffgruppen beschrieben, die untersucht werden:

Der strenge Nitratgrenzwert schützt sowohl Säuglinge als auch Erwachsene vor einer erhöhten Aufnahme von Nitrat durch das Trinkwasser. Zwar ist Nitrat selbst ungefährlich, es kann jedoch durch Bakterien zu Nitrit reduziert werden. Besonders gefährlich ist Nitrit für Säuglinge, bei denen es eine lebensbedrohliche „Blausucht" auslösen kann. Dabei reagiert das Nitrit mit dem Hämoglobin der roten Blutkörperchen, so dass diese keinen Sauerstoff mehr transportieren können. Die Haut nimmt eine bläuliche Färbung an.

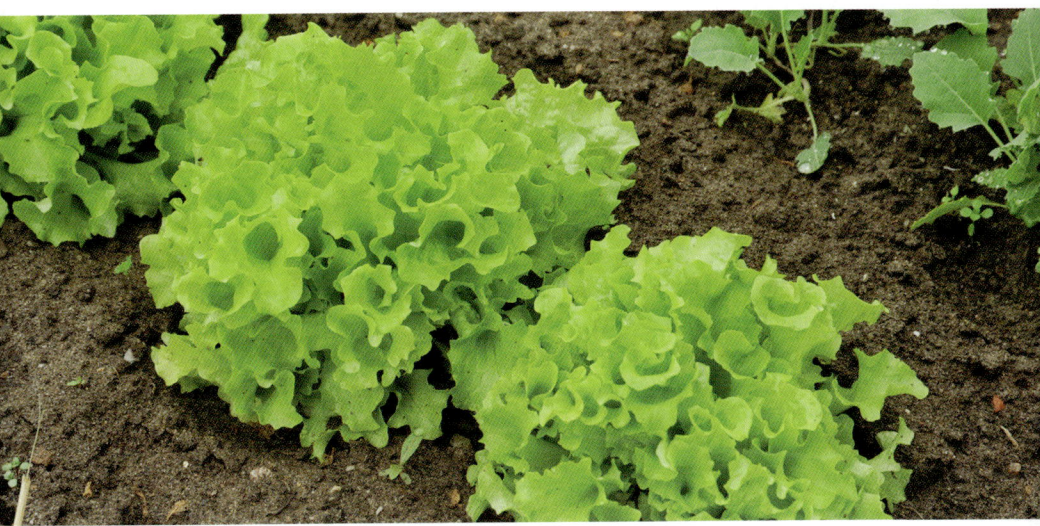

Gemüse aus Freilandanbau ist meist nitratärmer als Ware aus dem Gewächshaus.

Nitrat

Hohe Nitratgehalte belasten nach wie vor unser Grundwasser: Zurzeit überschreiten 27 Prozent aller Grundwasserkörper in Deutschland den Grenzwert der Trinkwasserverordnung von 50 Milligramm pro Liter. In diesen Fällen muss auf anderes Wasser ausgewichen bzw. mit weniger belastetem Wasser gemischt werden. Technisch möglich aber sehr aufwändig ist auch eine **Denitrifikation** im Rahmen der Wasseraufbereitung.

Im Bericht des Bundesumweltamtes zur Wasserqualität wurden im Jahr 2007 nur noch in 0,08 Prozent der Messungen Überschreitungen des Nitratgrenzwertes festgestellt. Insgesamt leistet das Trinkwasser nur einen äußerst geringen Beitrag zur Belastung der Bevölkerung mit Nitrat. Die Hauptmenge nehmen die Menschen über nitratreiches Gemüse und gepökelte Fleisch- und Wurstwaren auf.

Pflanzenschutzmittel und Biozidprodukte

Zu den Pflanzenschutzmitteln (Pestizide) und Biozidprodukten gehören eine Vielzahl von chemischen und biologischen Mitteln, die zum Beispiel zur Bekämpfung von Unkraut (Herbizide) oder Schimmel (Fungizide) sowie als Schädlingsbekämpfungs-, Desinfektions- oder Konservierungsmittel verwendet werden. Biozide sollen schädliche Organismen beseitigen und Schädigungen von Lebensmitteln, Gegenständen oder Baumaterialien verhindern. Eine Vielzahl ganz unterschiedlicher Stoffe gehört zu dieser Kategorie, so zum Beispiel Hautdesinfektionsmittel, Holzschutzmittel, spezielle Stoffe in Kleidung und Textilien sowie Mittel gegen Motten, Ameisen oder Silberfischchen.

Da Pflanzenschutzmittel und Biozide sowie ihre Abbauprodukte auch in Grund- und Oberflächengewässer gelangen können, stellen sie eine Gefährdung für unsere Gesundheit dar. Entsprechende Gesetze zum Verbot bzw. zur Zulassung und Verwendung sollen helfen, die Belastung der Gewässer zu verringern. Zur Information der Verbraucher hat das Umweltbundesamt ein spezielles Biozid-Portal eingerichtet (siehe Seite 70, weiterführende Informationen und Adressen).

Nach der Trinkwasserverordnung besteht für jede einzelne Substanz dieser Gruppe ein Grenzwert von 0,1 Mikrogramm pro Liter. Außerdem gibt es einen Summengrenzwert von 0,5 Mikrogramm pro Liter, der verhindern soll, dass zwar die einzelnen Grenzwerte eingehalten werden, die Gesamtmenge aber deutlich erhöht ist. In Deutschland ist eine positive Entwicklung zu beobachten: Diese Grenzwerte wurden in den letzten Jahren immer seltener überschritten.

Uran

Uran ist ein radioaktives Schwermetall, das auf der Erde weit verbreitet ist. Die aktuell gültige Trinkwasserverordnung enthält erstmals einen Grenzwert für Uran von 10 Mikrogramm pro Liter. Sie trägt damit Erkenntnissen Rechnung, dass sich Uran in höheren Konzentrationen und über einen längeren Zeitraum aufgenommen toxisch auf die Nierentätigkeit – insbesondere bei Säuglingen – auswirkt. Dieser Grenzwert bezieht sich laut Umweltbundesamt ausdrücklich nur auf die chemische Toxizität des Urans, denn unterhalb von 60 Mikrogramm pro Liter Trinkwasser ist die **Radiotoxizität** von Uran nicht relevant. Nur in seltenen Fällen, in Gegenden mit uranhaltigem Gestein, wurde in Deutschland der Uran-Grenzwert nicht eingehalten: nach einer Studie des Bundesumweltamtes (Kinder-Umwelt-Survey 2003/2006) in 0,5 Prozent der Proben. Die Gesundheitsämter der betroffenen Kommunen wurden darüber informiert, denn zusammen mit den Wasserversorgungsunternehmen müssen sie die Einhaltung des Uran-Grenzwertes sicherstellen.

Die Trinkwasserverordnung listet viele weitere chemische Stoffe auf, die bei dauernder Aufnahme zu gesundheitlichen Schäden führen können und daher festen Grenzwerten unterliegen. Dazu gehören neben Schadstoffen aus der industriellen Produktion wie Benzol, Chrom oder Quecksilber auch Substanzen, die geologisch bedingt im Grundwasser vorkommen können wie Bor, Selen, Arsen oder Fluorid. Andere Stoffe fallen erst im Rahmen der Trinkwasseraufbereitung an, wie zum Beispiel Acrylamid, Bromat oder die Gruppe der Trihalogenmethane, die als Nebenprodukte bei der Desinfektion mit Chlor entstehen können. In der Regel bleiben alle diese Stoffe weit unterhalb der Grenzwerte der Trinkwasserverordnung, so dass sie für die Verbraucher kein gesundheitliches Risiko darstellen.

Arzneimittel

Nicht alle gesundheitsschädlichen Stoffe werden in der Trinkwasserverordnung erfasst. Dazu gehören zum Beispiel Kosmetika und Arzneimittelrückstände aus der Human- und Tiermedizin, die über Abwässer oder Gülle in die Gewässer gelangen können. So wurden im Trinkwasser vereinzelt Spuren von Lipidsenkern und Antirheumatika nachgewiesen. Der DVGW sieht in diesen Funden keine akute gesundheitliche Gefährdung, empfiehlt aber dennoch Maßnahmen, die diese Stoffe gar nicht erst in die Gewässer gelangen lassen. So sollte jeder Einzelne insgesamt kritischer und maßvoller mit Arzneimitteln umgehen und diese am besten umweltverträglich über Apotheken oder spezielle Angebote der lokalen Kommunen entsorgen. Außerdem empfiehlt es sich, Abwässer aus Krankenhäusern und Röntgenpraxen getrennt zu behandeln. Auch eine weitere Optimierung der Abwasserreinigung und des Zustands der Abwasserkanäle ist notwendig.

Kleinstlebewesen

Gelegentlich werden kleinere Wasserversorgungsanlagen von Kleinstlebewesen besiedelt. Sie stellen keine Gesundheitsgefährdung dar, wohl aber ein ästhetisches Problem. Der beste Schutz ist ein intaktes Rohrleitungsnetz, das regelmäßig gereinigt und gepflegt wird. Nach derzeitigem Erkenntnisstand gibt es in Deutschland bei der überwiegenden Anzahl der Wasserversorgungen keine Probleme mit derartigen Organismen.

Unbrauchbare Medikamente am besten über Apotheken entsorgen

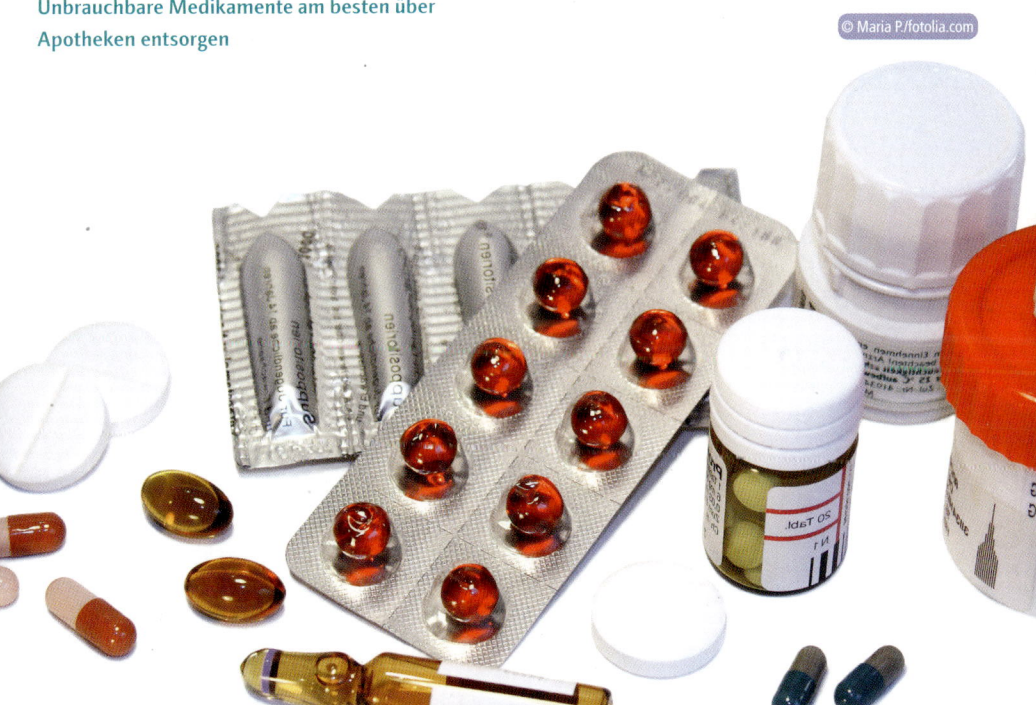

Tabelle 3: Wichtige Grenzwerte der Trinkwasserverordnung
Quelle: Erste Verordnung zur Änderung der Trinkwasserverordnung vom Mai 2011

Mikrobiologische Parameter	
Escherichia coli, Enterokokken, coliforme Bakterien	0/100 ml
Chemische Parameter	
Nitrat	50 mg/l
Nitrit	0,5 mg/l
Pflanzenschutzmittel und Biozidprodukte (Grenzwert pro Einzelsubstanz)	0,1 µg/l
Pflanzenschutzmittel und Biozidprodukte (Summengrenzwert)	0,5 µg/l
Uran	10 µg/l
Blei	25 µg/l, 10 µg/l (ab 1.12.2013)
Kupfer	2 mg/l
Nickel	20 µg/l
Cadmium	3 µg/l
Indikatorparameter	
Clostridium perfringens	0/100ml
Chlorid	250 mg/l
Natrium	200 mg/l
Eisen	0,2 mg/l
Mangan	0,05 mg/l
pH-Wert	zwischen 6,5 und 9,5

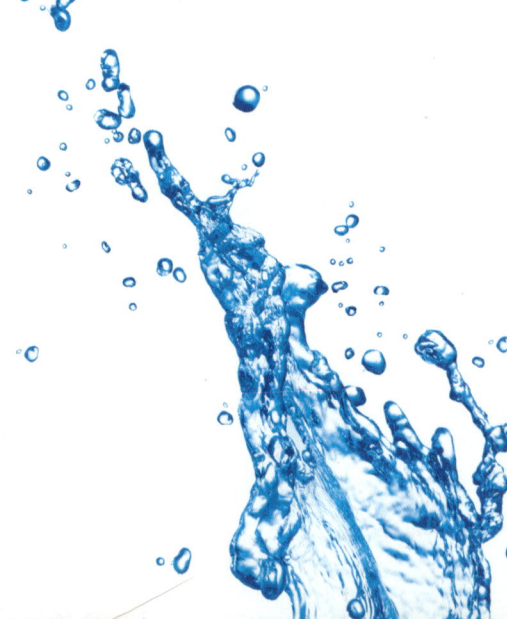

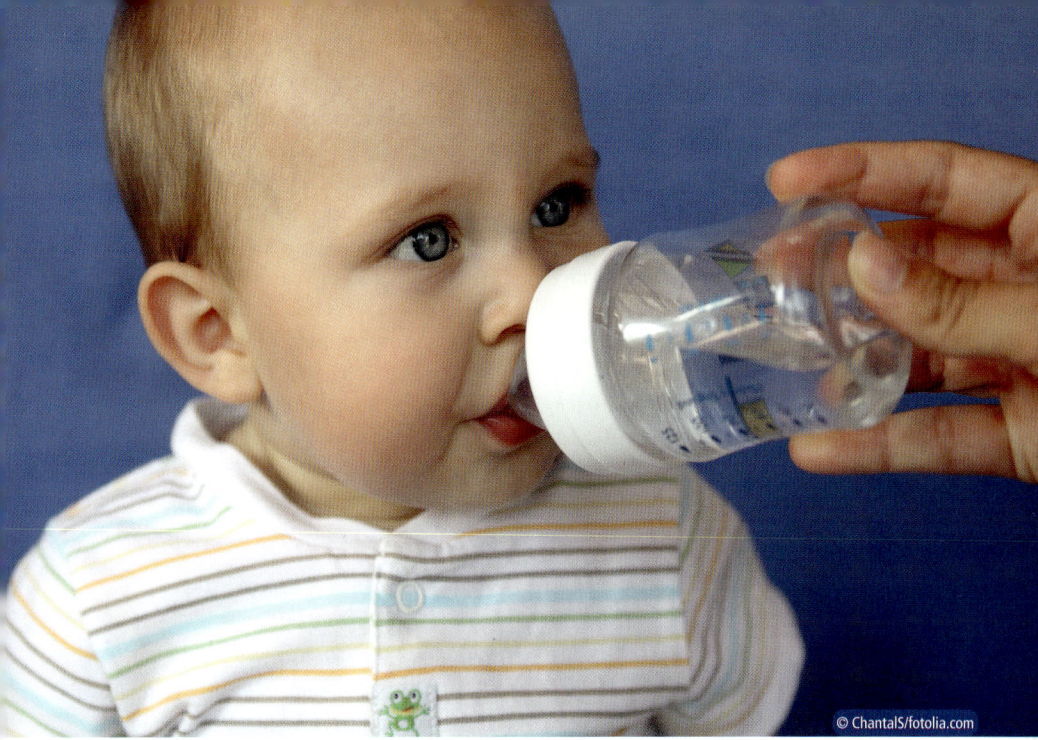

© ChantalS/fotolia.com

3.9 Trinkwasser in der Ernährung

Trinkwasser ist mengenmäßig unser wichtigstes tägliches Lebensmittel. Frisch aus dem Wasserhahn gezapft ist es der Durstlöscher erster Wahl – preiswert, bequem und in einwandfreier Qualität. Dabei geht es jedoch vorrangig um die reine Versorgung mit Flüssigkeit. Zwar enthält Trinkwasser je nach Herkunft auch bestimmte Mineralstoffe, vor allem Calcium und Magnesium; diese tragen jedoch im Vergleich zu festen Lebensmitteln nur wenig zur Bedarfsdeckung bei. Dank seines niedrigen Natriumgehaltes ist Trinkwasser ideal für Menschen mit Bluthochdruck, die eine kochsalzarme Diät einhalten sollen.

Säuglinge und Kleinkinder

Grundsätzlich ist Trinkwasser aus der öffentlichen Wasserversorgung unbedenklich für die Zubereitung von Säuglingsnahrung. Die Grenzwerte der Trinkwasserverordnung sind so ausgelegt, dass auch die besonderen Anforderungen von Neugeborenen und Säuglingen erfüllt werden. Das gilt zum Beispiel für den Nitrat-Grenzwert von 50 Milligramm pro Liter genauso wie für den Uran-Grenzwert von 10 Mikrogramm pro Liter. Trinkwasser für Säuglinge sollte jedoch immer frisch gezapft werden. Am besten lässt man vor der Verwendung so viel ablaufen, bis das Wasser kalt aus der Leitung fließt. Wasser aus haushaltsüblichen Wasserfiltern eignet sich nicht für Säuglinge, da es mit Keimen belastet sein kann.

Auf keinen Fall dürfen Säuglinge Trinkwasser erhalten, das durch Bleirohre geflossen ist. In diesen Fällen sollten Säuglinge (und Kleinkinder bis zum Alter von sechs Jahren) abgepacktes Wasser bekommen. Dieses trägt den Hinweis „geeignet für die Zubereitung von Säuglings-nahrung". Es gelten spezielle Grenzwerte für Arsen, Mangan, Natrium, Nitrit, Sulfat, Fluorid und Uran (vgl. Tabelle 6 im Kapitel 4.4).

Wasser aus neuen oder nicht normgerecht ein-gebauten Kupferrohren, das länger als 30 Minu-ten gestanden hat, kann erhöhte Kupfermengen enthalten. Auch dieses Wasser sollte daher so lange ablaufen, bis es deutlich kühler aus der Leitung kommt (vgl. S. 33, Probleme der Hausin-stallation).

Trinkwasserspender, -sprudler und Filtersysteme

Heute kommt Trinkwasser nicht immer nur frisch gezapft aus dem Wasserhahn ins Glas. Manche Verbraucher bereiten daraus mit speziellen Geräten „Sprudelwasser", andere benutzen Filtersysteme, weil sie der Qualität des Trinkwassers nicht trauen. Seit einigen Jahren sieht man immer mehr Trinkwasserspender in öffentlichen Gebäuden. Außerdem gibt es Geräte, die eine „Levitation", „Energetisierung" oder „Harmonisierung" des Trinkwassers her-beiführen sollen. Bisher gibt es keine wissen-schaftlichen Beweise, dass derartige Verfahren dem Wasser besondere, positive Eigenschaften verleihen.

Trinkwassersprudler

Viele Menschen empfinden pures Leitungswas-ser als langweilig. Auf der anderen Seite möch-ten sie den lästigen Transport und die Kosten für natürliches Mineralwasser umgehen. Als Alter-native benutzen sie Trinkwassersprudler, die das Leitungswasser mit Kohlensäure anreichern und dadurch mehr Geschmack und Erfrischung ver-sprechen. Neben der reinen Geschmackskompo-nente stellt sich die Frage, ob dieses Wasser langfristig wirklich kostengünstiger ist als Mine-ralwasser. Das hängt letztendlich davon ab, wie lange die Geräte halten.

Wer gesprudeltes Wasser mag, sollte auf jeden Fall nie abgestandenes, sondern immer frisches und kühles Leitungswasser verwenden. Ent-scheidend ist eine gute Hygiene bei der Reini-gung der Flaschen und Verschlüsse. Ansonsten können sich in nicht ganz sauberen und noch feuchten Flaschen Bakterien und Schimmelpilze vermehren, besonders wenn Limonadenkonzen-trate verwendet werden. Ideal sind spülmaschi-nengeeignete Glasflaschen. Es empfiehlt sich, in Kunststoffflaschen bereitetes Wasser in gut verschließbaren Glasflaschen im Kühlschrank aufzubewahren.

Infobox

Belebtes Wasser

Vor allem über Internet-Shops und spezielle Getränke-Lieferanten wird so genanntes lebendiges, belebtes, levi-tiertes bzw. energetisiertes Wasser an-geboten. Außerdem sind spezielle Geräte im Handel, mit denen man selbst derartiges Wasser herstellen kann. In diesen Geräten wird das Wasser durch einen Saugrotor extrem beschleunigt und in eine besondere Strömungsbahn gelenkt. Dadurch sollen sich kleinste Verwirbelungen bilden und größere Molekülverbände – so genannte Cluster – auflösen. Die Erfinder und Vertreiber dieser Wässer schreiben ihnen vielfältige positive Eigenschaften für die Gesund-heit und das Allgemeinbefinden zu. Bis-her gibt es dazu jedoch keinen wissen-schaftlichen Nachweis. Auch für die angeblich veränderte physikalische Struktur von levitiertem Wasser fehlt bislang ein allgemeingültiger, natur-wissenschaftlicher Beweis.

Wasserfilter im Haushalt

Aus gesundheitlicher Sicht sind Wasserfilter überflüssig, da das Trinkwasser ohnehin den Anforderungen der Trinkwasserverordnung entsprechen muss. Dennoch bieten verschiedene Hersteller Trinkwasserfilter an, die zum Beispiel Nitrat, Pestizide oder Chlorkohlenwasserstoff entfernen sollen. Dazu werden meist Filterpatronen mit **Ionenaustauschern** oder **Aktivkohle** verwendet. Werden diese nicht rechtzeitig ausgetauscht, wenn ihre Filterleistung erschöpft ist, besteht die Gefahr, dass die angesammelten Schadstoffe wieder ins Wasser abgegeben werden.

Sinnvoll können Tischfilter zur Enthärtung von sehr **kalkhaltigem Wasser** sein. Vor allem bei Tee und Kaffee sowie manchen Gerichten leidet der Geschmack, wenn das Wasser zu hart ist. Auf der anderen Seite gehen durch die Enthärtung die Mineralstoffe Calcium und Magnesium verloren.

Grundsätzlich können sich bei allen Filtergeräten vermehrt Keime bilden. Daher sollte immer nur so viel Wasser gefiltert werden, wie gerade gebraucht wird, und vor dem Verzehr abgekocht werden. Außerdem sind die Empfehlungen des Herstellers zu beachten.

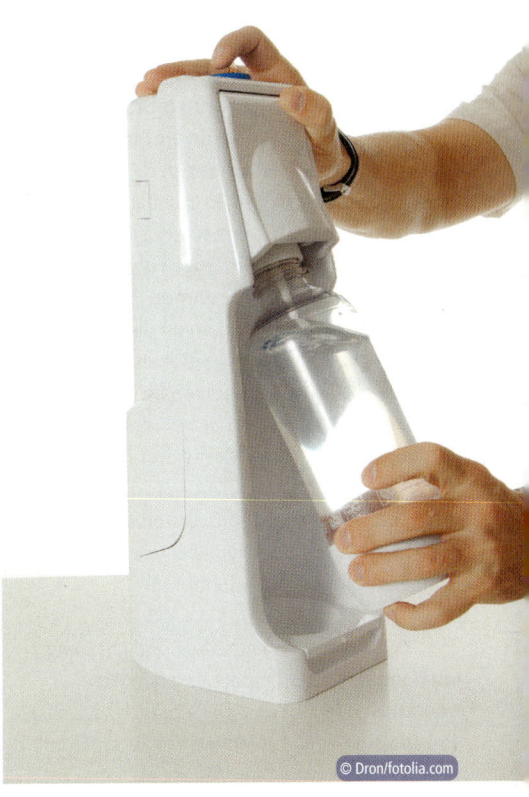

© Dron/fotolia.com

Trinkwasserspender

Heute gibt es in vielen öffentlichen Einrichtungen wie Kaufhäusern oder Bürogebäuden immer häufiger Trinkwasserspender, aus denen sich jeder kostenlos selbst – meist gekühltes – Wasser in einen Plastikbecher zapfen kann. Manche Geräte sind direkt an die Trinkwasserleitung angeschlossen, andere, so genannte **Watercooler**, stehen frei und enthalten in spezielle Plastikgallonen abgefülltes Quell- oder Tafelwasser.

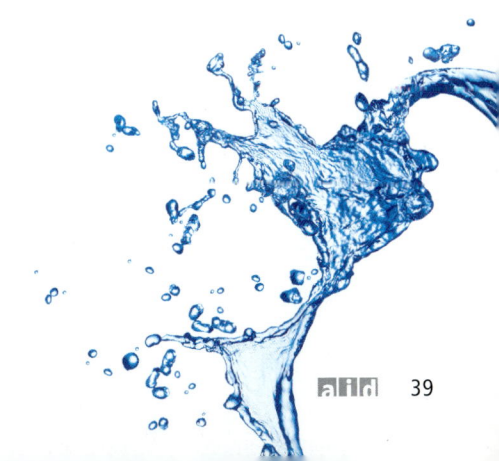

Bei Untersuchungen von Trinkwasserspendern wurden in der Vergangenheit immer wieder Keimbelastungen festgestellt, die oberhalb der Grenzwerte der Trinkwasserverordnung lagen. Schuld daran sind ein Eintrag der Keime von außen sowie die oft langen Standzeiten der Behälter. Um dies zu vermeiden, gibt es heute spezielle **„Leitlinien für Gute Hygiene-Praxis für Watercooler-Unternehmen"**, die die hygienischen Anforderungen an die Herstellung, Nutzung und Reinigung der Behälter festlegen. Da die rechtlichen Regelungen für Trinkwasser aus derartigen Spendern bisher nicht eindeutig sind, empfiehlt das Bundesinstitut für Risikobewertung, die mikrobiellen Anforderungen an den Parametern und Grenzwerten der Mineral- und Tafelwasser-Verordnung sowie der Trinkwasserverordnung zu orientieren.

Wer Zweifel an der Sauberkeit und Ordnung rund um den Wasserspender hat, sollte vorsichtshalber auf dessen Gebrauch verzichten. Bei an Leitungen gebundene Wasserspender empfiehlt es sich, etwas Wasser ablaufen zu lassen und erst dann zu trinken.

Wasserhärte

Der Gehalt an Calcium und Magnesium bestimmt die Härte des Trinkwassers. Je mehr Calcium- und Magnesiumverbindungen im Wasser enthalten sind, desto härter ist das Wasser. Seit 2007 gibt es EU-einheitlich nur noch drei statt der früher vier Härtebereiche für Trinkwasser. Sie werden in Millimol Calciumcarbonat pro Liter angegeben:

- weich (weniger als 1,5 Millimol/Liter)
- mittel (1,5 bis 2,5 Millimol/Liter)
- hart (mehr als 2,5 Millimol/Liter)

Die Wasserhärte spielt eine wichtige Rolle für den Waschvorgang, denn Calcium- und Magnesiumionen bilden mit den Substanzen im Waschmittel unlösliche Kalkseifen. Das erhöht den Verbrauch an Waschmittel. Wie hoch der Härtebereich des eigenen Wassers ist, erfährt man beim zuständigen Wasserversorgungsunternehmen. Die Angaben auf der Waschmittelverpackung verraten, wie viel Waschmittel bei welchem Härtebereich benötigt wird.

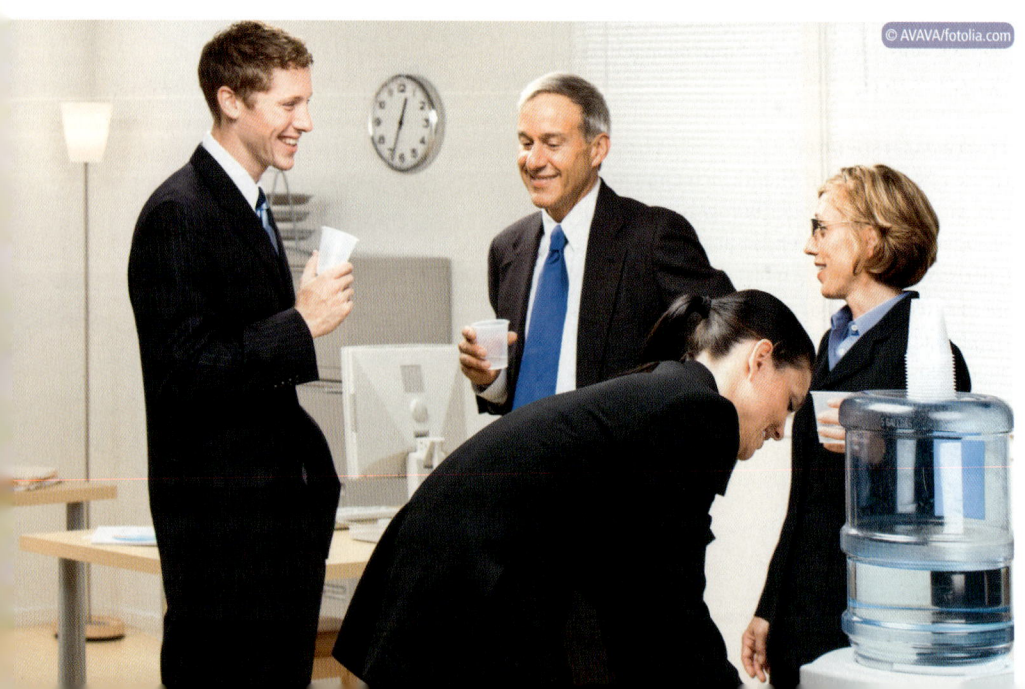

© AVAVA/fotolia.com

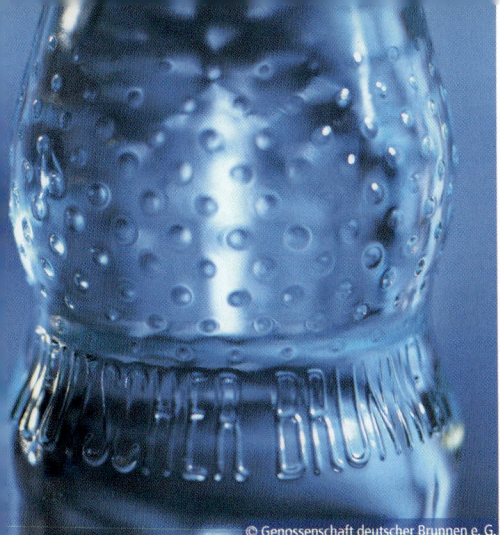

© Genossenschaft deutscher Brunnen e. G.

4. Natürliches Mineralwasser

In diesem Kapitel geht es um **natürliches Mineralwasser**, so die korrekte Bezeichnung. Verbraucher verwenden oft synonym die Begriffe „Sprudel" oder „Selters(wasser)". Sprudel darf sich ein Mineralwasser aber nur dann nennen, wenn es bestimmte Anforderungen an den Kohlensäuregehalt erfüllt. Und der Begriff Selters bezeichnet eine Mineralwassermarke aus dem Ort Niederselters im Taunus.

Alle Belange rund um natürliches Mineralwasser sind in einer eigenen Verordnung geregelt, der **Verordnung über natürliches Mineralwasser, Quellwasser und Tafelwasser,** kurz **Mineral- und Tafelwasser-Verordnung (MTVO)**. Sie definiert eindeutig die Grundanforderungen an natürliches Mineralwasser:

- Es hat seinen Ursprung in unterirdischen, vor Verunreinigungen geschützten Wasservorkommen und wird aus einer oder mehreren natürlichen oder künstlich erschlossenen Quellen gewonnen;

- es ist von ursprünglicher Reinheit und gekennzeichnet durch seinen Gehalt an Mineralien, Spurenelementen oder sonstigen Bestandteilen und gegebenenfalls durch bestimmte, insbesondere ernährungsphysiologische Wirkungen;

- seine Zusammensetzung, seine Temperatur und seine übrigen wesentlichen Merkmale bleiben im Rahmen natürlicher Schwankungen konstant.

Im Gegensatz zu Trinkwasser aus der Leitung, welches außer zum Trinken auch für die gesamte Wasserversorgung in privaten und öffentlichen Haushalten genutzt wird, dient natürliches Mineralwasser hierzulande ausschließlich als Getränk. Auf den folgenden Seiten werden die wichtigsten Details und Besonderheiten von natürlichem Mineralwasser dargestellt.

4.1 Markt und Verbrauch

Natürliches Mineralwasser ist in Deutschland außerordentlich beliebt. Seine Geschichte reicht mindestens zurück bis zu den Römern, die Mineralwasser bereits in versiegelten Tonkrügen von Deutschland über die Alpen transportierten. Ab dem Mittelalter und besonders im 17. Jahrhundert empfahlen die ersten Ärzte Bade- und Trinkkuren für die Gesundheit und die neuen deutschen Kurbäder kamen in Mode. Doch erst durch die zunehmende maschinelle Abfüllung von natürlichem Mineralwasser in Glasflaschen um 1900 wurde aus dem Luxusgut für Reiche ein für die breite Bevölkerung erschwingliches Getränk.

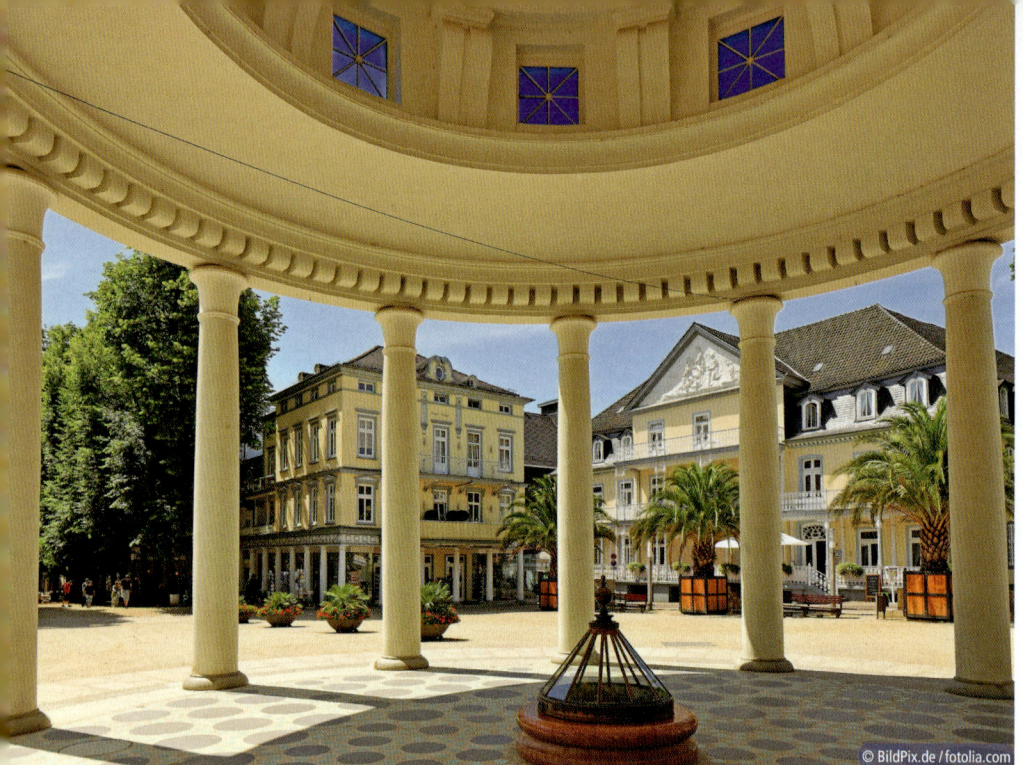

Prunkvolle Halle über einer Quelle in Bad Pyrmont

Weltweit werden unter www.mineralwaters.org über 3.400 Markennamen in über 130 Ländern aufgelistet. Diese Seite ist aber nicht als absolut vollständig oder tagesaktuell zu betrachten. In Deutschland haben heute 203 Mineralbrunnen-Betriebe über 500 natürliche Mineralwässer und circa 50 Heilwässer im Angebot (Stand 2010). Die Marktbedeutung und der Preisdruck der großen Discounter haben in den letzten Jahren dazu geführt, dass immer mehr kleine Brunnenunternehmen ihren Betrieb einstellen mussten. Insgesamt deutet sich jedoch beim Mineralwasser wie auch bei anderen Lebensmitteln eine Trendwende zu Regionalität und Nachhaltigkeit an.

Viele Verbraucher wissen, wie wichtig ausreichendes Trinken für die Gesundheit ist. Und sie wissen auch, dass kalorienarme oder -freie Getränke die beste Wahl sind. Natürliches Mineralwasser erfüllt diese Anforderungen perfekt und genießt ein gutes Image. Pur oder als Fruchtsaftschorle ist es sowohl beim Sport als auch bei sonstigen Freizeitaktivitäten oder bei Tisch allgemein beliebt.

Das zeigt sich deutlich in der Entwicklung des Pro-Kopf-Verbrauchs, der von 4,8 Liter im Jahr 1950 auf fast 131 Liter im Jahr 2010 gestiegen ist. Mineralwasser ist nach Kaffee das beliebteste Getränk. Innerhalb der Gruppe der alkoholfreien Getränke steht das Segment Mineral-, Quell-, Tafel- und Heilwasser ganz oben in der Gunst der Verbraucher. Dabei geht der Trend deutlich in Richtung wenig Kohlensäure (CO_2). Während klassisches Mineralwasser mit CO_2 im Jahr 2000 noch über 60 Prozent des Absatzes ausmachte, schrumpfte sein Anteil auf heute gut 44 Prozent. Gleichzeitig stieg der Anteil von Wässern mit wenig CO_2 auf fast 43 Prozent, kohlensäurefreie Sorten kommen auf knapp 11 Prozent. Der verbleibende Rest entfällt auf Mineralwasser plus Aroma und Heilwasser. Der Marktanteil ausländischer Wässer – vor allem die stillen Sorten aus Frankreich, Belgien und Italien sind in Deutschland beliebt – ist in den letzten Jahren tendenziell gesunken. Mittlerweile füllen die deutschen Brunnen selber fast eine Milliarde Liter Mineralwasser ohne Kohlensäure ab.

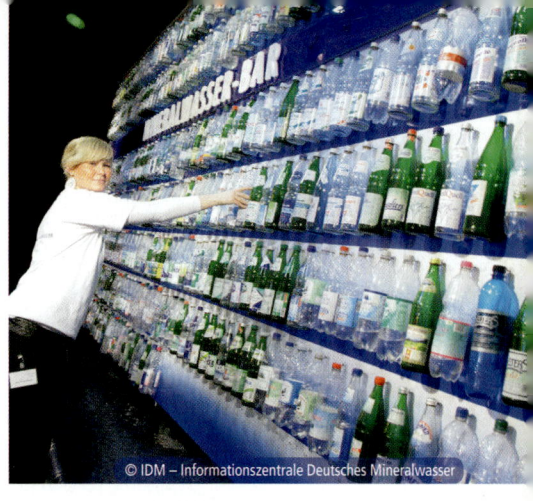

© IDM – Informationszentrale Deutsches Mineralwasser

4.2 Vorkommen und Entstehung

Im Gegensatz zum Trinkwasser, das aus Oberflächenwasser oder nicht zu tief liegendem Grundwasser gewonnen wird, stammt natürliches Mineralwasser aus so genanntem **Tiefenwasser**. Durch mindestens eine undurchlässige Ton- oder Gesteinsschicht ist es von höher liegendem Grundwasser getrennt und vor Verunreinigungen geschützt. Auch Mineralwasser war ursprünglich einmal Regenwasser. Auf seiner jahrelangen Reise durch Kies-, Sand- und Gesteinsschichten wird es mechanisch und durch die im Boden lebenden Mikroorganismen mikrobiologisch gereinigt. Außerdem löst es auf seinem Weg in die Tiefe Mineralien aus den umgebenden Gesteins- und Bodenschichten. Welche Mineralstoffe und Spurenelemente ein Mineralwasser in welchen Konzentrationen enthält, hängt von der Gesteins- und Bodenart ab, durch die es versickert. Mineralwasser ist ein Naturprodukt, das sich durch natürliche Reinheit auszeichnet und amtlich anerkannt werden muss. **Natürliche Kohlensäure** entsteht aus Kohlendioxid vulkanischen Ursprungs, das sich im Wasser löst und anreichert. Der individuelle Gehalt von Mineralien und Kohlensäure bestimmt den individuellen Geschmack der Mineralwässer aus den verschiedenen Regionen und Brunnen.

Pro-Kopf-Verbrauch von Mineral- und Heilwasser

Angaben für Deutschland
in Litern

- 12,5 — 1970
- 39,6 — 1980
- 82,7 — 1990
- 100,3 — 2000
- 129,8 — 2010

Quelle: Verband Deutscher Mineralbrunnen e. V., April 2011

Die Entstehung von natürlichem Mineralwasser

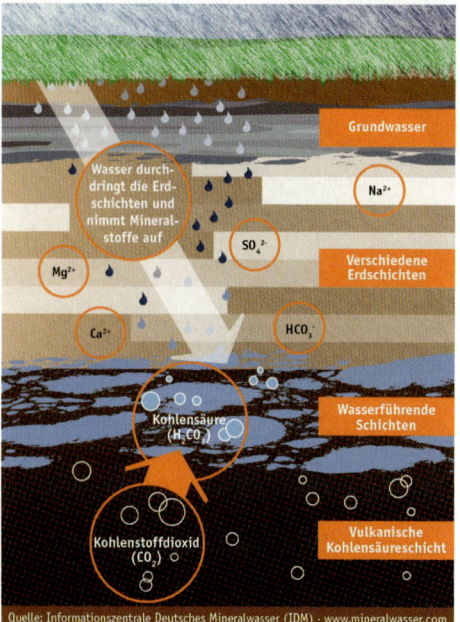

Wasser durchdringt die Erdschichten und nimmt Mineralstoffe auf

Grundwasser

Na²⁺

Verschiedene Erdschichten

SO₄²⁻

Mg²⁺

Ca²⁺

HCO₃⁻

Kohlensäure (H₂CO₃)

Wasserführende Schichten

Kohlenstoffdioxid (CO₂)

Vulkanische Kohlensäureschicht

Quelle: Informationszentrale Deutsches Mineralwasser (IDM) · www.mineralwasser.com

• **Hydrogencarbonat-(HCO_3^--)Wässer** sind die größte Mineralwassergruppe. Sie bilden sich beim Durchfluss durch Gesteine, die besonders viel Kalk (Calicumcarbonat und Hydrogencarbonat) enthalten. Ab 600 Milligramm Hydrogencarbonat pro Liter dürfen sie die Bezeichnung „bicarbonathaltig" auf dem Etikett tragen. Solche Mineralwässer schmecken eher neutral.

Natürliches Mineralwasser stammt meist aus Quelltiefen zwischen 100 und 200 Metern, manchmal auch bis zu 1.000 Metern. Nur selten ist der natürliche Druck so stark, dass es von allein zu Tage tritt. In der Regel wird es durch gebohrte Brunnen und mit Hilfe von Pumpen an die Oberfläche befördert. Dabei kann das Mineralwasser aus einer oder mehreren Bohrungen stammen und im Abfüllbetrieb zusammengeführt werden.

4.3 Von der Quelle bis zur Flasche

Schon vor über hundert Jahren gab es erste gesetzliche Regelungen zum Mineralwasser, das damals noch zum Tafelwasser gezählt wurde. Sie enthielten bereits Vorschriften zum vorbeugenden Gesundheitsschutz und zur eindeutigen Kennzeichnung. Allerdings entsprachen die Definitionen der Wassersorten noch nicht dem heutigen Stand. Nach vielen Anpassungen und Jahrzehnte später legte die **Mineralwasser-Richtlinie** der europäischen Wirtschaftsgemeinschaft von 1980 für ganz Europa einheitlich fest, wie sich Mineral-, Quell- und Tafelwasser unterscheiden und welche Behandlungsverfahren jeweils erlaubt sind. 1984 wurde sie mit der deutschen **Verordnung über natürliches Mineralwasser, Quellwasser und Tafelwasser** in nationales Recht umgesetzt. Heute regelt diese Verordnung sowohl die genauen Definitionen als auch die wichtigsten Vorschriften von der Quelle bis zur Flasche. Für Heilwässer gelten dagegen arzneimittelrechtliche Vorschriften (vgl. Kapitel 5.3).

Abgesehen von verschiedenen Mischformen lassen sich beim natürlichen Mineralwasser drei Hauptgruppen unterscheiden. Sie haben jeweils typische Geschmacksnoten und Auswirkungen auf den Organismus.

• **Chlorid-(Cl^--)Wässer** stammen aus Quellen, die unterirdische Salzlager durchflossen haben. Bei mehr als 200 Milligramm Chlorid pro Liter dürfen sie als chloridhaltig deklariert werden. Enthalten sie gleichzeitig viel Natrium, schmecken diese Wässer leicht salzig.

• **Sulfat-(SO_4^{2-}-)Wässer** entstehen bei besonders gipshaltigen Böden. Ab einem Gehalt von 200 Milligramm Sulfat pro Liter werden Mineralwässer als sulfathaltig bezeichnet. Sie schmecken süßlich bis leicht bitter.

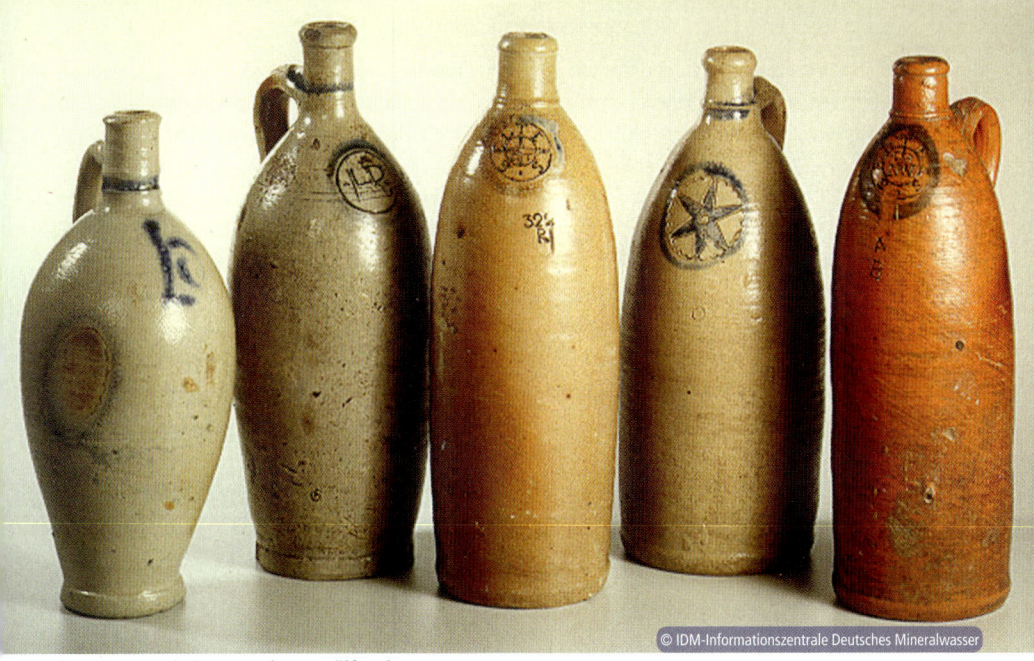

Mineralwasserkrüge aus der 2. Hälfte des
18. Jahrhunderts

Amtliche Anerkennung und Nutzungsgenehmigung

Der Weg eines natürlichen Mineralwassers beginnt mit der amtlichen Anerkennung – ein Vorgang, den es in Deutschland für kein anderes Lebensmittel gibt. Erst wenn das „potenzielle" Mineralwasser eine Reihe von geologischen, hydrologischen, physikalischen, chemischen, mikrobiologischen und hygienischen Voraussetzungen erfüllt, erhält es diese amtliche Anerkennung von der zuständigen örtlichen Behörde und darf als natürliches Mineralwasser vermarktet werden. Darüber hinaus bedarf jede einzelne Quelle einer speziellen Nutzungsgenehmigung. Diese wird nur erteilt, wenn alle Anlagen rund um die Quelle und die Abfüllung einwandfrei beschaffen sind und den Bestimmungen der Verordnung entsprechen. Der Name der amtlich anerkannten Quelle und der Ort der Quellnutzung finden sich schließlich auf dem Etikett.

Überwachung

Um die Reinheit ihrer Produkte zu sichern und alle gesetzlichen Anforderungen zu erfüllen, legen die Mineralbrunnen großen Wert auf die Qualitätssicherung. Qualitätssicherungskonzepte regeln auch die internen Kontrollen, die täglich, teils sogar stündlich, durchgeführt werden. Außerdem werden von jeder Charge Rückstellproben genommen und bis zum Ende der Mindesthaltbarkeit aufgehoben. Aufwändigere Untersuchungen nehmen die staatlich anerkannten Analyse-Institute vor.

Schließlich unterliegt natürliches Mineralwasser wie alle Lebensmittel den Vorschriften der amtlichen Lebensmittelüberwachung. Deren Grundlage ist das **Lebensmittel- und Futtermittelgesetzbuch**. Mit unangemeldeten Betriebsbesichtigungen und gezielten Probennahmen im Abfüllbetrieb und im Handel sorgen die Veterinär- und Lebensmittelüberwachungsämter dafür,

dass die Regeln des Verbraucherschutzes eingehalten werden. Werden bei diesen Untersuchungen kritische Abweichungen festgestellt, muss
die Produktion des Mineralwassers sofort einge-
stellt werden.

Erlaubte Behandlungsverfahren

Nach der Mineral- und Tafelwasser-Verordnung
sind für natürliches Mineralwasser nur wenige
Behandlungsverfahren erlaubt. Das ist ein
wesentlicher Unterschied zum Trinkwasser, das
in der Regel umfangreich aufbereitet wird.

- **Enteisenung und Entschwefelung**
  Bei der Herstellung von natürlichem Mineralwasser dürfen lediglich Eisen-, Mangan- und
  Schwefelverbindungen sowie Arsen beseitigt
  werden. Entfernt man das gelöste Eisen nicht,
  setzt es sich nach dem Öffnen der Flasche als
  unappetitliche, wenn auch harmlose, braune
  Flocken ab. Auch Schwefelverbindungen dürfen entfernt werden, damit Geruch und
  Geschmack des Mineralwassers nicht leiden.

- **Fluorid**
  Laut einer EU-Verordnung aus dem Jahr 2010
  darf heute auch der Fluoridgehalt im Mineralwasser reduziert werden, da die Aufnahme
  von zu viel Fluorid zu gesundheitlichen Schäden bei Kindern führen kann (vgl. Kapitel 4.5,
  Seite 57).

- **Kohlensäure**
  Die im Mineralwasser enthaltene Kohlensäure
  darf ganz oder teilweise entzogen werden.
  Gleichermaßen sind auch der Wiederversatz
  und die Zugabe von Kohlensäure vor der
  Abfüllung erlaubt. Der Versatz mit Kohlensäure muss im Rahmen der Verkehrsbezeichnung
  auf dem Etikett abgedruckt werden.

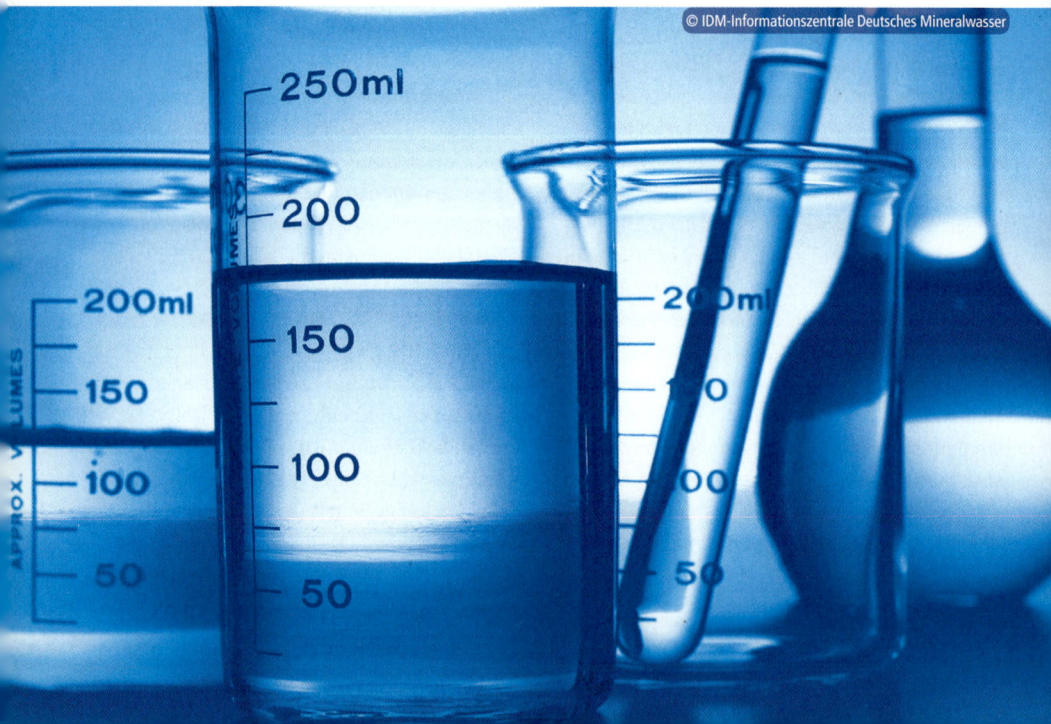

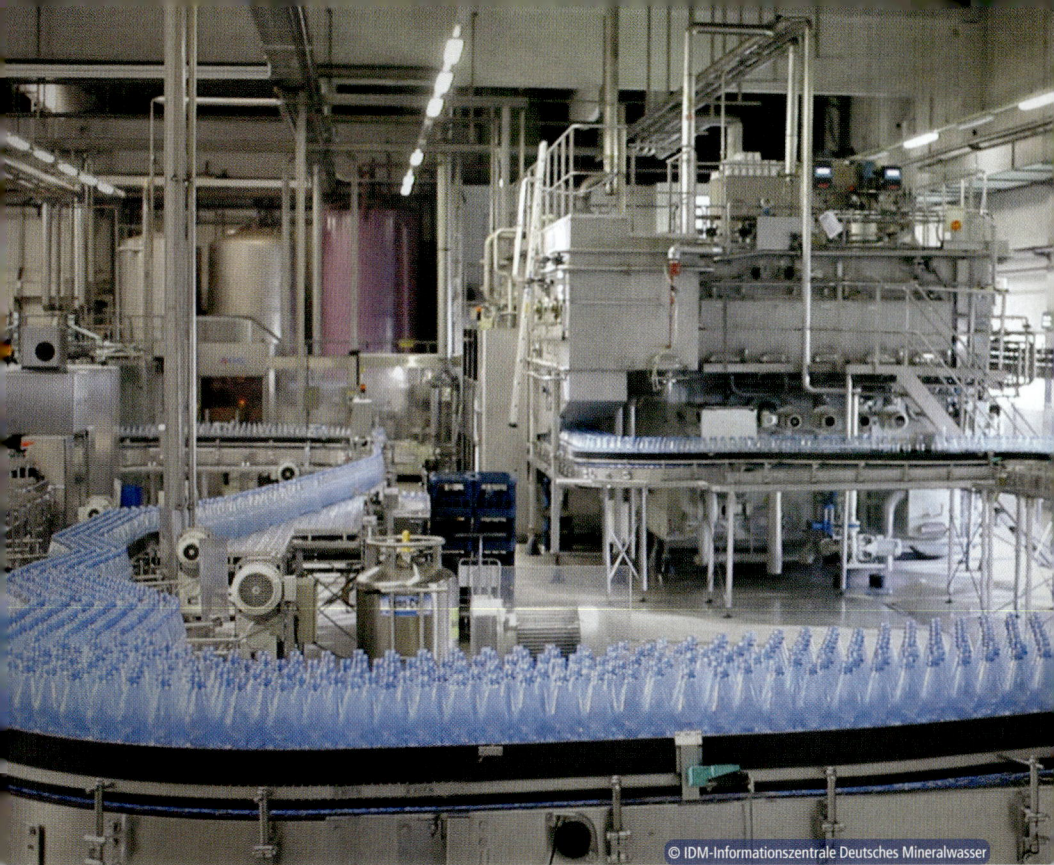

© IDM-Informationszentrale Deutsches Mineralwasser

Abfüllung von Mineralwasser

Abfüllung

Natürliches Mineralwasser muss **direkt am Quellort** in die Originalverpackung für den Verbraucher gelangen. Es darf nicht in Tankwagen transportiert und woanders abgefüllt werden und auch nicht – wie Tafelwasser – in Restaurants oder Kantinen über Thekenzapfanlagen angeboten werden. Außerdem muss die Verpackung mit einem Sicherheitsverschluss versehen sein, dem man das erstmalige Öffnen ansieht.

Werden Mehrwegflaschen aus Glas oder **PET (Polyethylenterephthalat)** verwendet, macht deren Reinigung einen Großteil des Prozesses aus. Vollautomatisch und in mehreren Stufen werden fremde Flaschen aussortiert, Etiketten abgelöst und die Flaschen gereinigt. Am Ende dieses Verfahrens kontrolliert ein optisches System, ob die Flaschen einwandfrei sind. Im eigentlichen Abfüllbereich werden sie mit Mineralwasser befüllt und mit einem Deckel verschlossen. Moderne Anlagen füllen circa 45.000 Flaschen pro Stunde. Danach folgt die Etikettierung und Verteilung auf die Kästen. Wird das Mineralwasser in PET-Einweg-Flaschen abgefüllt, beginnt der Prozess im Brunnenbetrieb mit der Herstellung der Flaschen aus so genannten PET-Preforms (Rohlinge, die Abbildung auf Seite 48 zeigt Beispiele)

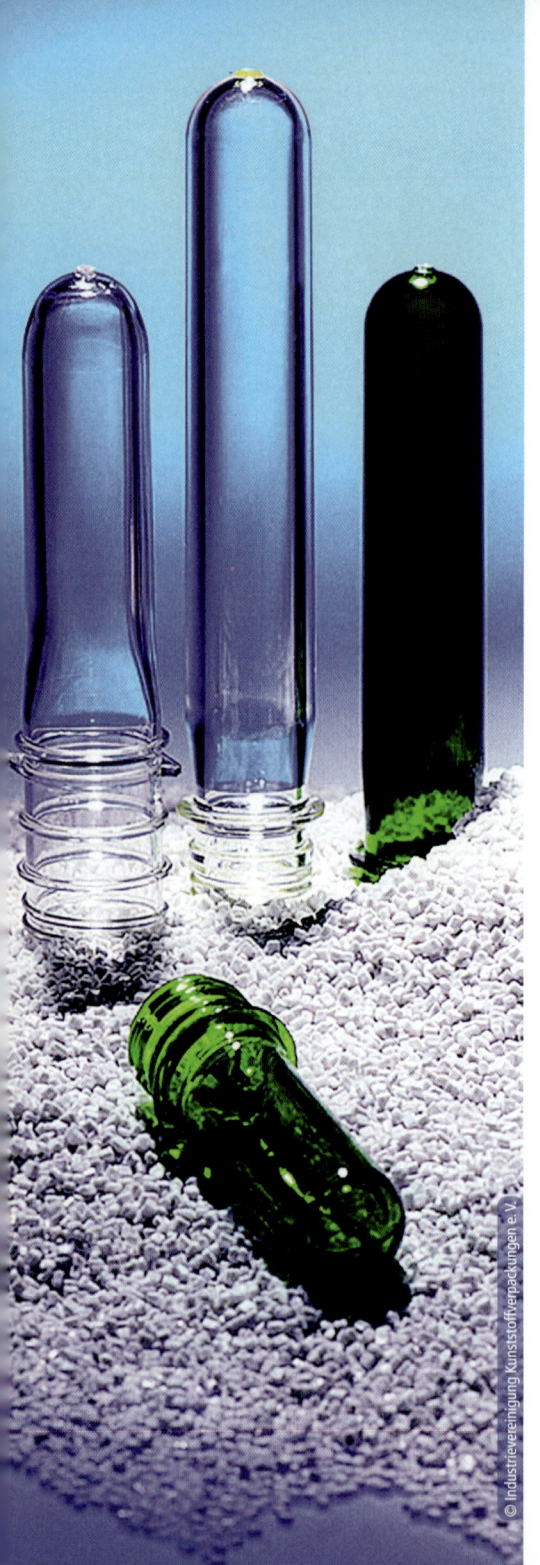

© Industrievereinigung Kunststoffverpackungen e. V.

Verpackung

Heute werden Mineralwässer sowohl in **Einweg**- als auch **Mehrweggebinden** angeboten.

Die Geschichte der Mehrwegverpackungen reicht bis zu den ersten Tonkrügen aus dem Jahr 1700 zurück. Einen wahren Mineralwasserboom begründete die einheitliche **Perlenflasche** der **Genossenschaft deutscher Brunnen (GdB)**, die durchschnittlich 50-mal wieder befüllt werden kann (siehe Abbildung auf Seite 41). Sie kam 1969 auf den Markt und machte die aufwändige Leergutsortierung zwischen den verschiedenen Brunnenunternehmen hinfällig.

1983 kam für stilles Mineralwasser und Heilwasser eine einheitliche **grüne GdB-Glasflasche** dazu. Seit dem Jahr 2000 wurde das Mehrwegsystem der GdB durch Flaschen aus PET in unterschiedlichen Größen ergänzt. Diese PET-Flaschen verkraften circa 25 Umläufe.

Neben dem Pool-System der GdB verwenden manche Brunnenbetriebe auch eigene Mehrwegflaschen.

(siehe Abbildung auf Seite 41)

Acetaldehyd in Mineralwasser aus PET-Flaschen

Immer wieder wird der Geschmack von Mineralwasser aus PET-Flaschen beanstandet. Schuld ist das Acetaldehyd, eine organische Verbindung, die bei der Produktion von PET-Flaschen entsteht und in das Mineralwasser übergehen kann. Acetaldehyd ist zwar gesundheitlich unbedenklich, kann aber ab einer Konzentration von 10 Mikrogramm pro Liter einen fruchtig-aromatischen Geruch und Geschmack bewirken, der für natürliches Mineralwasser unerwünscht ist. Durch den Einsatz von Acetaldehyd-Blockern oder eine glasartige Innenbeschichtung kann der Übergang von Acetaldehyd verhindert werden. Außerdem sollte Mineralwasser in PET-Flaschen dunkel, trocken und kühl gelagert werden.

Infobox

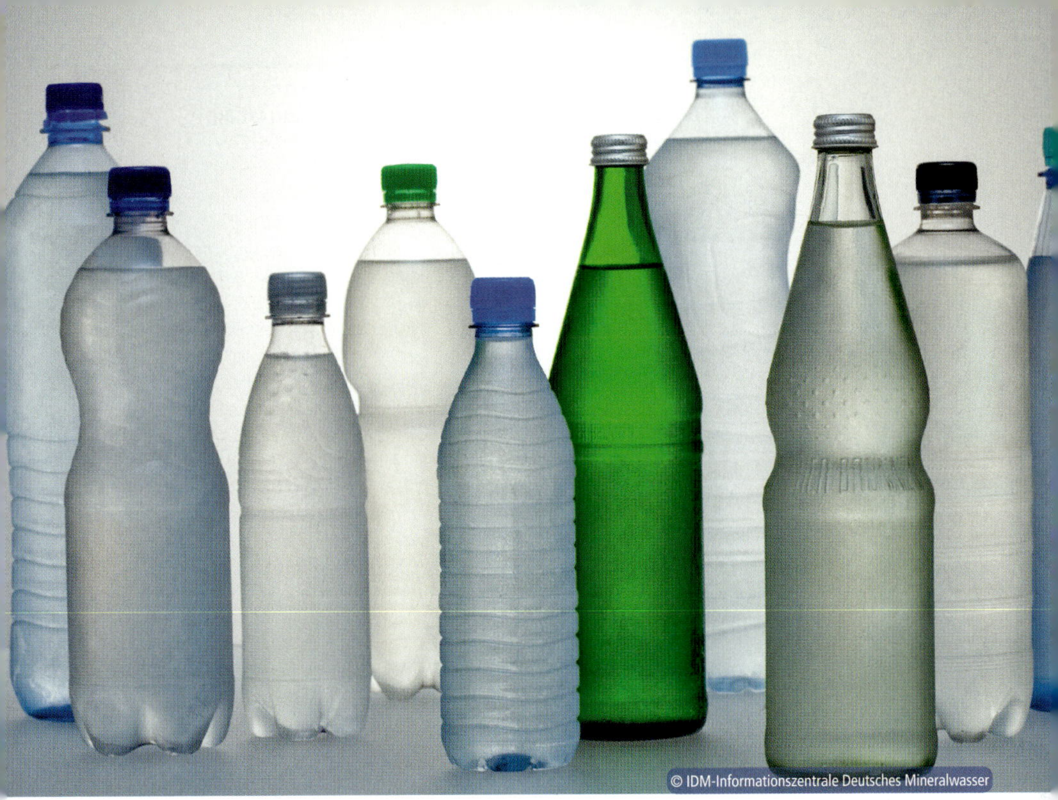

Mehrweg-Vielfalt

Seit einigen Jahren sind PET-Einwegflaschen auf dem Vormarsch. Sie werden von vielen deutschen und vor allem ausländischen Unternehmen angeboten.

Insgesamt beträgt der Mehrweganteil für Mineralwasser in Deutschland heute nur noch knapp 34 Prozent (Stand 2010) gegenüber gut 90 Prozent vor zehn Jahren.

Durch die Einführung des Einwegpfandes im Jahr 2003 sollte die Wiederverwertung dieser Flaschen sichergestellt werden.

Aus alten PET-Flaschen entsteht ein PET-**Recyclat**, das Ausgangsstoff für andere Produkte und heute auch für neue PET-Einwegflaschen ist.

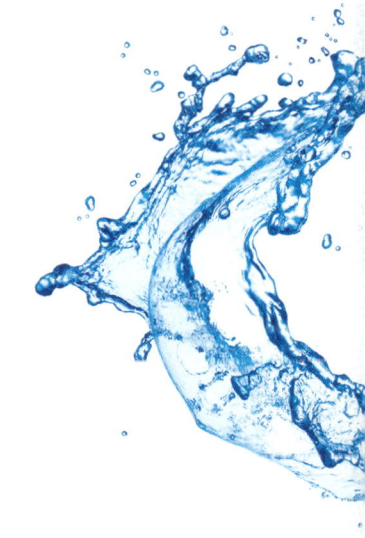

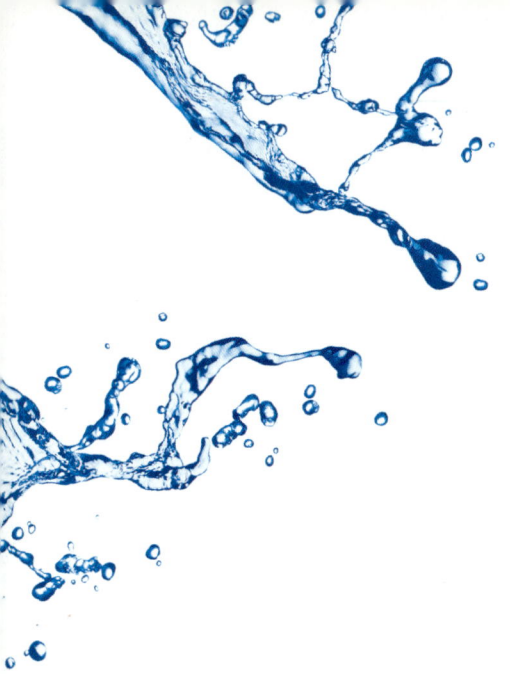

Welche Verpackung ist am besten für die Umwelt?

Um die Frage zu beantworten, ob Mineralwasser in Einweg- oder Mehrwegverpackungen umweltfreundlicher ist, hat das Institut für Energie- und Umweltforschung Heidelberg GmbH (IFEU) mehrere Ökobilanzen erstellt. Aus Sicht des IFEU sind die PET-Mehrwegflaschen der Genossenschaft deutscher Brunnen die ökologisch günstigste Getränkeverpackung. Bei gleichem Flaschenvolumen ist außerdem die Mehrweg-Glasflasche der PET-Einwegflasche ökologisch überlegen — vorausgesetzt der Transport von den Abfüllern zum Handel erfolgt regional und nicht quer durch die Republik. Keine eindeutigen ökologischen Vor- oder Nachteile konnten jedoch beim Vergleich großer 1,5-Liter-PET-Einwegflaschen mit 0,7-Liter-Glas-Mehrwegflaschen festgestellt werden. Hier zahlt sich der Volumenvorteil der großen Flaschen aus und die Tatsache, dass viele PET-Einwegflaschen heute sehr leicht sind und mit hohem **Recyclat**-Anteil produziert wurden.

Flaschenformen aus PET

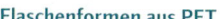

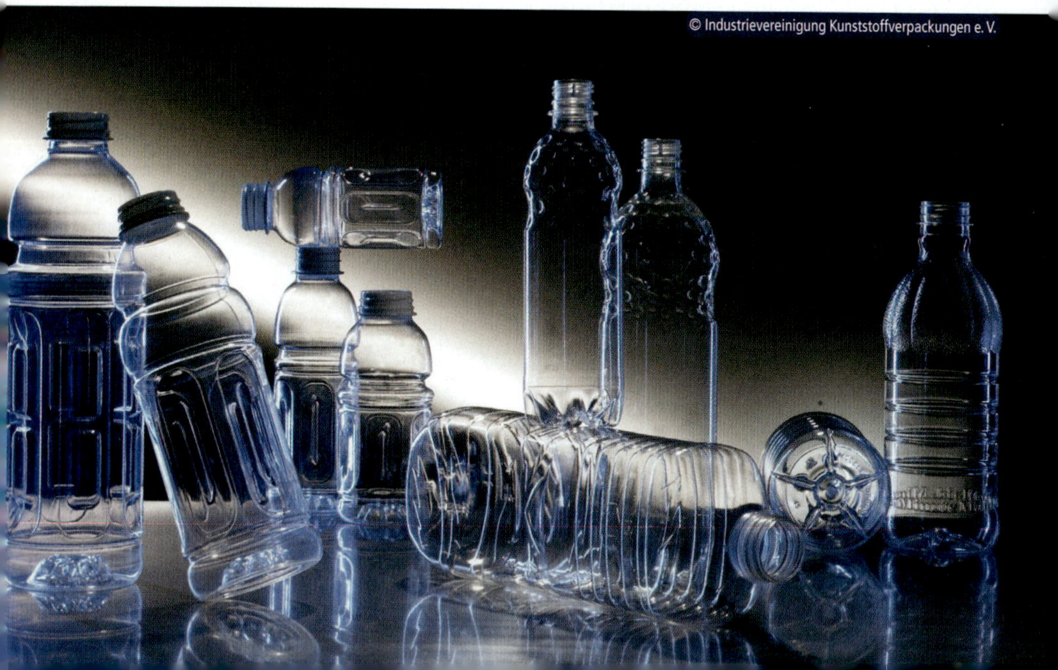

4.4 Kennzeichnung von Mineralwasser

Was auf dem Etikett einer Mineralwasserflasche stehen muss, ist in der **Mineral- und Tafel-wasser-Verordnung** und der **Lebensmittel-Kennzeichnungsverordnung** geregelt. Besonders wichtig ist die **eindeutige Verkehrsbezeichnung**. Sie verhindert, dass es zu Verwechslungen zwischen den verschiedenen Wassersorten kommt. Mineralwasser muss auf dem Etikett eine der drei folgenden Verkehrsbezeichnungen tragen:

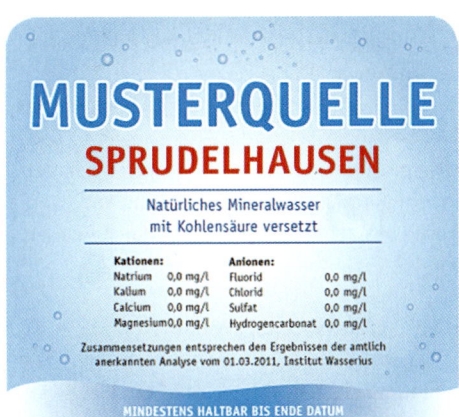

Musteretikett für Mineralwasserflaschen

- „Natürliches kohlensäurehaltiges Mineralwasser": Es hat denselben Kohlensäuregehalt wie am Quellaustritt und setzt spontan und leicht wahrnehmbar Kohlendioxid frei.

- „Natürliches Mineralwasser mit eigener Quellkohlensäure versetzt": So muss sich ein Mineralwasser nennen, dem zusätzlich Kohlensäure aus derselben Quelle zugesetzt wurde. Es enthält mehr Kohlensäure als am Quellaustritt.

- „Natürliches Mineralwasser mit Kohlensäure versetzt": So heißt ein Mineralwasser, dem Kohlensäure aus anderen Quellen zugesetzt wurde.

Zusätzlich sind weitere Bezeichnungen erlaubt:

- Als „Säuerling" oder „Sauerbrunnen", darf ein Mineralwasser bezeichnet werden, wenn sein natürlicher Kohlendioxidgehalt über 250 Milligramm pro Liter liegt.

- Als „Sprudel" dürfen Säuerlinge angeboten werden, wenn sie unter ihrem natürlichen Kohlensäuredruck aus der Quelle sprudeln. Sprudel darf sich auch Mineralwasser nennen, das unter Kohlendioxidzusatz abgefüllt wurde. Oft ist die Bezeichnung Sprudel Bestandteil des Quellnamens.

Neben der Verkehrsbezeichnung sind weitere, deutlich sichtbare und leicht lesbare Angaben auf dem Etikett Pflicht:

- **Ort der Quellnutzung** und **Name der Quelle** (Firmenname und Anschrift).

- Angabe der **analytischen Zusammensetzung** unter Nennung der charakteristischen Bestandteile (Analysenauszug): Meist werden die Kationen (positiv geladene Teilchen) und Anionen (negativ geladene Teilchen) der wichtigsten Mineralstoffe mit den zugehörigen Mengen aufgelistet. Dies sind bei den Kationen Natrium, Calcium, Magnesium und Kalium, bei den Anionen Chlorid, Sulfat und Hydrogencarbonat. Die Konzentrationen der einzelnen Mineralstoffe werden regelmäßig von unabhängigen externen Instituten überprüft. Dabei muss die Zusammensetzung innerhalb natürlicher Schwankungen konstant bleiben. Bei Abweichungen sind zunächst die Ursachen dafür zu finden. Gegebenenfalls muss eine neue Analyse gemacht werden.

Zusätzlich geben manche Hersteller das Datum der Analyse an. Dabei zeigt ein älteres Datum, dass die Zusammensetzung des Mineralwassers sehr beständig ist und der Analysenauszug daher nicht geändert werden muss. Manchmal finden sich weitere Angaben wie „durch laufende Kontrollen bestätigt" oder „bestätigt durch Analyse vom...".

- Bei den **Behandlungsverfahren** sind die Angaben „enteisent" oder „entschwefelt" mittlerweile freiwillig; verpflichtend ist dagegen bei entsprechendem Verfahren heute die Angabe „Dieses Wasser ist einem zugelassenen Oxidationsverfahren mit ozonangereicherter Luft unterzogen worden".

- Bei **Fluoridgehalten** von mehr als 1,5 Milligramm pro Liter muss der tatsächliche Gehalt im Rahmen des Analysenauszugs angegeben werden, außerdem der Warnhinweis „Enthält mehr als 1,5 mg /l Fluorid: Für Säuglinge und Kinder unter 7 Jahren nicht zum regelmäßigen Verzehr geeignet". Früher musste bei einem Fluoridgehalt von über 5 Milligramm pro Liter ein grundsätzlicher Warnhinweis erfolgen. Diese Vorschrift entfällt, da seit dem 1. Januar 2008 Mineralwässer mit so hohen Fluoridgehalten nicht mehr erlaubt sind.

- Pflicht ist die Angabe des **Mindesthaltbarkeitsdatums**. Es beträgt bei PET-Flaschen meist ein Jahr, bei Glasflaschen meist zwei bis drei Jahre.

- Die Füllmenge muss in Litern gut lesbar angegeben werden.

Außerdem können je nach Zusammensetzung des Mineralwassers weitere Angaben auf dem Etikett freiwillig erfolgen. Sie erleichtern es dem Verbraucher, bewusst ein Mineralwasser mit bestimmten Eigenschaften auszuwählen. Ein zentraler Aspekt ist dabei z. B. die Menge der enthaltenen Kohlensäure. In diesem Zusammenhang finden sich bei vielen Herstellern entsprechende Hinweise wie

classic = viel Kohlensäure
medium = wenig Kohlensäure
still   = keine Kohlensäure

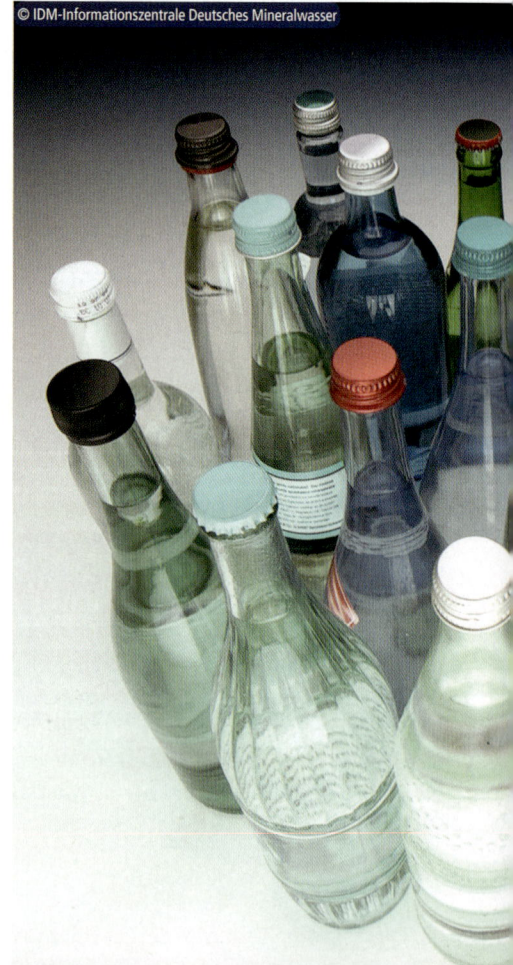

© IDM-Informationszentrale Deutsches Mineralwasser

Tabelle 4: Besondere Angaben auf dem Etikett der Mineralwasserflasche

Quelle: Verordnung über natürliches Mineralwasser, Quell- und Tafelwasser (Mineral- und Tafelwasser-Verordnung) vom 1.8.1984 in der Fassung vom 1.12.2006

Angabe auf dem Etikett	Anforderung
mit sehr geringem Gehalt an Mineralstoffen	insgesamt höchstens 50 mg/l
mit geringem Gehalt an Mineralstoffen	insgesamt höchstens 500 mg/l
mit hohem Gehalt an Mineralstoffen	insgesamt mehr als 1.500 mg/l
bicarbonathaltig	Hydrogencarbonat mehr als 600 mg/l
sulfathaltig	Sulfatgehalt mehr als 200 mg/l
chloridhaltig	Chloridgehalt mehr als 200 mg/l
calciumhaltig	Calciumgehalt mehr als 150 mg/l
magnesiumhaltig	Magnesiumgehalt mehr als 50 mg/l
fluoridhaltig	Fluoridgehalt mehr als 1 mg/l*
eisenhaltig	Gehalt an zweiwertigem Eisen mehr als 1 mg/l
natriumhaltig	Natriumgehalt mehr als 200 mg/l
geeignet für natriumarme Ernährung	Natriumgehalt weniger als 20 mg/l

*Bei einem Fluoridgehalt von über 1,5 mg/l ist folgender Warnhinweis vorgeschrieben: „Enthält mehr als 1,5 mg /l Fluorid: Für Säuglinge und Kinder unter 7 Jahren nicht zum regelmäßigen Verzehr geeignet."

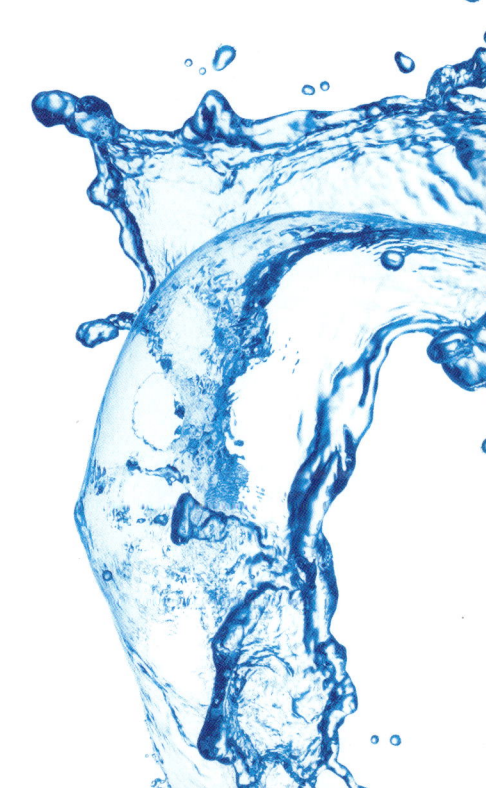

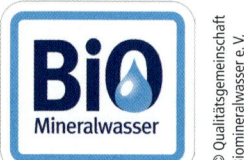
Infobox

4.5 Mineralwasser in der Ernährung

Natürliches Mineralwasser dient wie Trinkwasser aus der Leitung in erster Linie als Durstlöscher bzw. Lieferant von lebensnotwendiger Flüssig-keit. Da es frei von Kalorien ist und hohen Quali-tätsansprüchen genügen muss, zählt es zu den empfehlenswerten Getränken. Im Gegensatz zu Leitungswasser liefert Mineralwasser je nach Herkunft und Zusammensetzung deutlich mehr Mineralstoffe. Sie werden vom menschlichen Organismus als unverzichtbare Nährstoffe benö-tigt und tragen zum typischen Geschmack eines Mineralwassers bei.

Mineralstoffe und Spurenelemente

Nach ihrem Vorkommen im menschlichen Kör-per unterteilt man die Mineralstoffe in **Mengen- und Spurenelemente**. Im Mineralwasser findet man die Mengenelemente Calcium, Magnesium, Natrium, Chlorid, Kalium und Phosphor. Zu den Spurenelementen gehören Eisen, Mangan, Fluo-rid, Kupfer, Zink, Chrom, Jod, Selen und Molyb-dän.

Grundsätzlich darf der Beitrag von Mineralwas-ser zur Nährstoffversorgung trotzdem nicht überschätzt werden. Feste Lebensmittel sind die mit Abstand wichtigste Mineralstoffquelle für den Menschen. Dennoch können Mineralwäs-ser mit einem hohen Mineralstoffgehalt einen gewissen Beitrag zur Nährstoffversorgung leis-ten. Wie hoch dieser ist, hängt von der Ernäh-rungssituation jedes Einzelnen ab. Von besonde-rem Interesse sind Calcium, Magnesium und Natrium, auf die hier genauer eingegangen wer-den soll.

Calcium

Calcium ist unverzichtbar für stabile Knochen und Zähne. Es ist außerdem zum Beispiel an der Blutgerinnung und der Weiterleitung von Reizen in Nerven und Muskeln beteiligt. Eine ausrei-chende Calciumversorgung ist besonders bis zum 30. Lebensjahr wichtig. Sie fördert die

Knochendichte und senkt das Risiko für Osteoporose im Alter. Dazu gilt es den täglichen Bedarf von 600 Milligramm bei Kleinkindern bis zu 1.200 Milligramm bei Jugendlichen zu decken. Erwachsene benötigen bis ins hohe Alter 1.000 Milligramm pro Tag.

Die besten Calciumquellen sind Milch, Milchprodukte und Käse. So enthält ein Glas Milch (0,2 Liter) rund 240 Milligramm, eine Scheibe Emmentaler (50 Gramm) rund 500 Milligramm Calcium. Natürliches Mineralwasser mit einem mittleren Calciumgehalt von 180 Milligramm pro Liter liefert dagegen nur 36 Milligramm Calcium pro Glas. Es trägt somit nur geringfügig zur Bedarfsdeckung bei. Es gibt aber auch Mineralwässer mit deutlich höheren Gehalten. Sie sind vor allem für Menschen interessant, die zum Beispiel aufgrund einer Reduktionsdiät insgesamt zu wenig essen oder kaum Milchprodukte zu sich nehmen. So empfiehlt die Deutsche Gesellschaft für Ernährung (DGE) die bewusste Auswahl eines calciumreichen Mineralwassers für Personen, bei denen eine **Laktoseintoleranz** besteht und die deshalb Milch und Milchprodukte (weitgehend) meiden müssen. Ab einem Gehalt von 150 Milligramm pro Liter darf sich ein Mineralwasser „calciumhaltig" nennen.

Magnesium
Magnesium wird für die Aktivierung zahlreicher Enzyme, insbesondere des Energiestoffwechsels, benötigt. Es spielt auch eine wichtige Rolle bei der Reizübertragung von den Nerven auf die Muskeln. Der Bedarf eines Erwachsenen pro Tag liegt bei 350 Milligramm (Männer) bzw. 300 Milligramm (Frauen). Verluste durch Schweißproduktion bei körperlicher Arbeit oder intensivem Sport können den Bedarf deutlich ansteigen lassen. Er wird in erster Linie durch magnesiumreiche Lebensmittel wie Vollkorngetreide, Obst und Gemüse gedeckt. Doch auch Mineralwässer mit einem hohen Magnesiumgehalt sind relevant. Ab 50 Milligramm pro Liter ist die Kennzeichnung „magnesiumhaltig" zulässig. Menschen, die wenig magnesiumreiche Lebensmittel essen, und Sportler wählen am besten ein Mineralwasser mit mindestens 100 Milligramm Magnesium pro Liter aus.

Natrium, Chlorid und Kalium
Diese drei Mineralstoffe sind neben anderen Funktionen entscheidend an der Regulation des Wasserhaushaltes beteiligt. Größere Verluste an Natrium und Kalium können bei Durchfall und Erbrechen oder starkem Schwitzen auftreten. Dadurch drohen Blutdruckabfall und Muskelkrämpfe. Sportlern wird daher zum Ausgleich Mineralwasser mit hohem Kalium- und Natriumgehalt empfohlen. Die meisten Mineralwässer enthalten aber nur sehr wenig Kalium. Ideal ist daher eine Schorle aus Mineralwasser und Fruchtsaft, zum Beispiel Apfelsaft, im Verhältnis 3:1.

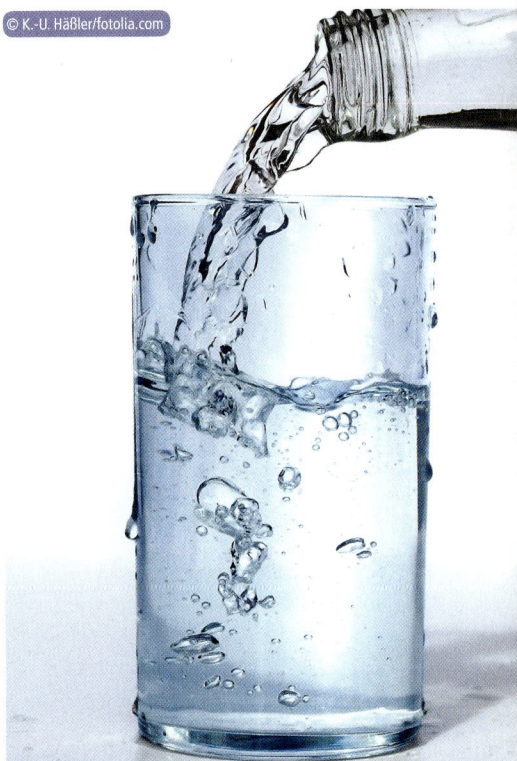

© K.-U. Häßler/fotolia.com

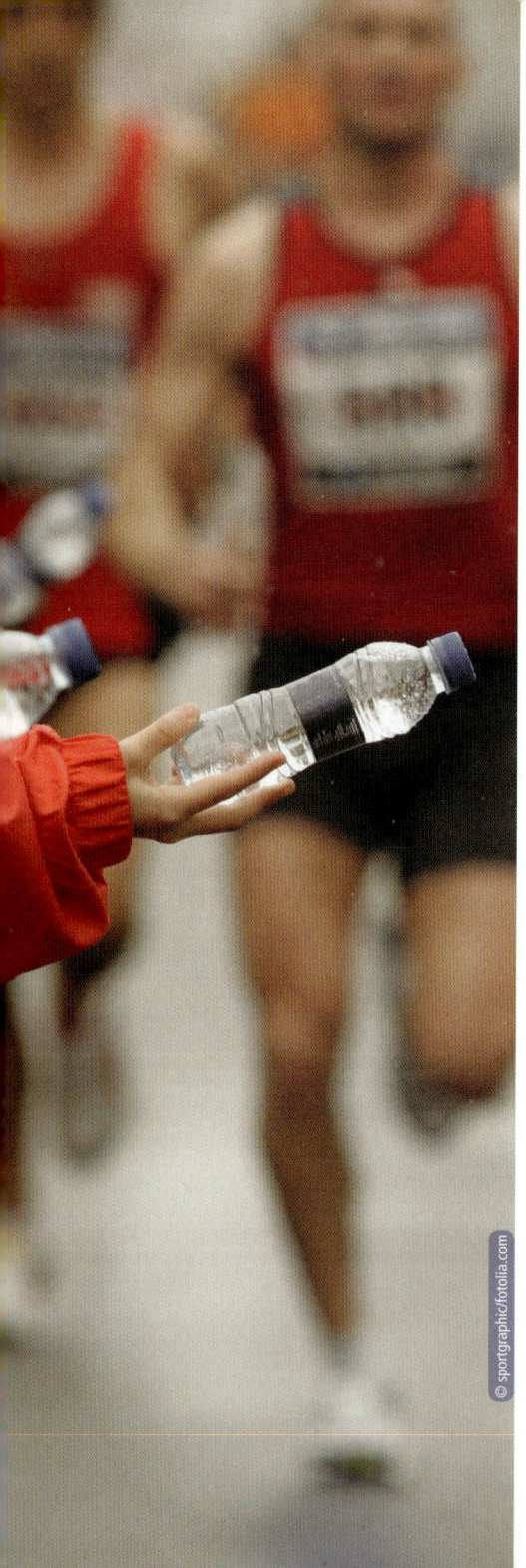

In der Praxis besteht vor allem das Problem einer zu hohen Kochsalzzufuhr. Kochsalz (NaCl) ist die Verbindung von Natrium (Na) und Chlorid (Cl). Davon verzehren die Deutschen mit etwa 9 Gramm pro Tag deutlich mehr, als die DGE als Obergrenze empfiehlt. Die Gründe dafür liegen insbesondere im hohen Verzehr von Wurstwaren, Käse, Fertiggerichten und Salzgebäck sowie dem üppigem Salzen beim Kochen oder bei Tisch. Natrium und Chlorid in ihrer Verbindung als Kochsalz – nicht aber Natrium allein – können bei Menschen mit entsprechender Veranlagung die Entstehung von Bluthochdruck begünstigen. Dadurch steigt wiederum das Risiko für Herz-Kreislauf-Erkrankungen.

Personen mit Bluthochdruck sollen meist im Rahmen einer salzarmen Kost auch Mineralwässer mit einem hohen Natrium- und Chloridgehalt meiden. Nicht jedes natriumreiche Mineralwasser liefert aber wirklich viel Kochsalz. Nur wenn gleichzeitig viel Chlorid enthalten ist, verbinden sich beide Ionen zu NaCl. Bei geringem Chloridgehalt fehlt dem Natrium dagegen der Bindungspartner. Gleiches gilt umgekehrt. Somit kann von dem Natrium- bzw. Chloridgehalt allein nicht auf den Kochsalzgehalt eines Mineralwassers geschlossen werden. Da normalerweise das Chlorid der Engpassfaktor für die Kochsalzverbindung ist, kann man den NaCl-Gehalt nach der Formel **Chloridgehalt x 1,66 = Kochsalzgehalt** berechnen.

Wer nicht rechnen und beim Salz sparen möchte, entscheidet sich am besten für ein Mineralwasser mit dem Vermerk „geeignet für natriumarme Ernährung". Es enthält weniger als 20 Milligramm Natrium pro Liter. Auf der anderen Seite weist ein Mineralwasser mit dem Vermerk „natriumhaltig" über 200 Milligramm Natrium pro Liter auf und eignet sich gut als Sportgetränk.

Fluorid

Fluorid ist heute allgemein als wichtiger Bestandteil von Knochen und Zähnen bekannt. Bereits Säuglinge erhalten Fluoridtabletten, um den Zahnschmelz noch vor dem Durchbruch der Milchzähne zu härten. Später dienen fluoridhaltige Zahnpasten und fluoridiertes Speisesalz zur Kariesprophylaxe. Im Gegensatz zu anderen Mineralstoffen kann es beim Fluorid vergleichsweise schnell zu einer Überdosierung kommen, wenn zu viel Fluorid über längere Zeit aufgenommen wird. Als Folge können Verfärbungen an den Zähnen auftreten (Fluorose). Manche Mineralwässer enthalten von Natur aus viel Fluorid. Daher muss bei Mengen von über 1,5 Milligramm pro Liter der tatsächliche Gehalt sowie ein entsprechender Warnhinweis auf dem Etikett stehen. Mineralwässer mit mehr als 5 Milligramm Fluorid pro Liter sind nicht erlaubt (vgl. Kapitel 4.4, Kennzeichnung).

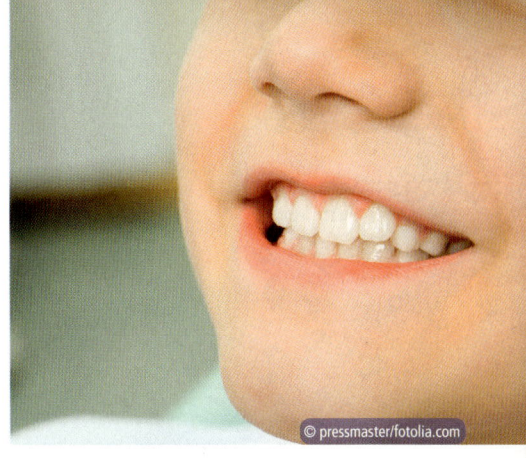

© pressmaster/fotolia.com

Auch andere, für den Menschen unentbehrliche Mineralstoffe, die geologisch bedingt ins Mineralwasser gelangen, können in zu großen Mengen schädlich sein. Das gilt zum Beispiel für Kupfer, Mangan und Selen. Für diese und andere Substanzen schreibt die MTVO daher Höchstgrenzen vor.

Tabelle 5: Höchstgehalte an natürlich vorkommenden Bestandteilen in natürlichem Mineralwasser
Quelle: Verordnung über natürliches Mineralwasser, Quell- und Tafelwasser (Mineral- und Tafelwasser-Verordnung) vom 1.8.1984 in der Fassung vom 1.12.2006

Inhaltsstoff	Höchstgehalt (Milligramm/Liter)
Antimon	0,0050
Arsen	0,0100
Barium	1,0
Blei	0,010
Borat	30,0
Chrom	0,050
Fluorid	5,0
Cadmium	0,003
Kupfer	1,0
Mangan	0,50
Nickel	0,020
Nitrat	50,0
Nitrit	0,1
Quecksilber	0,0010
Selen	0,010
Zyanid	0,070

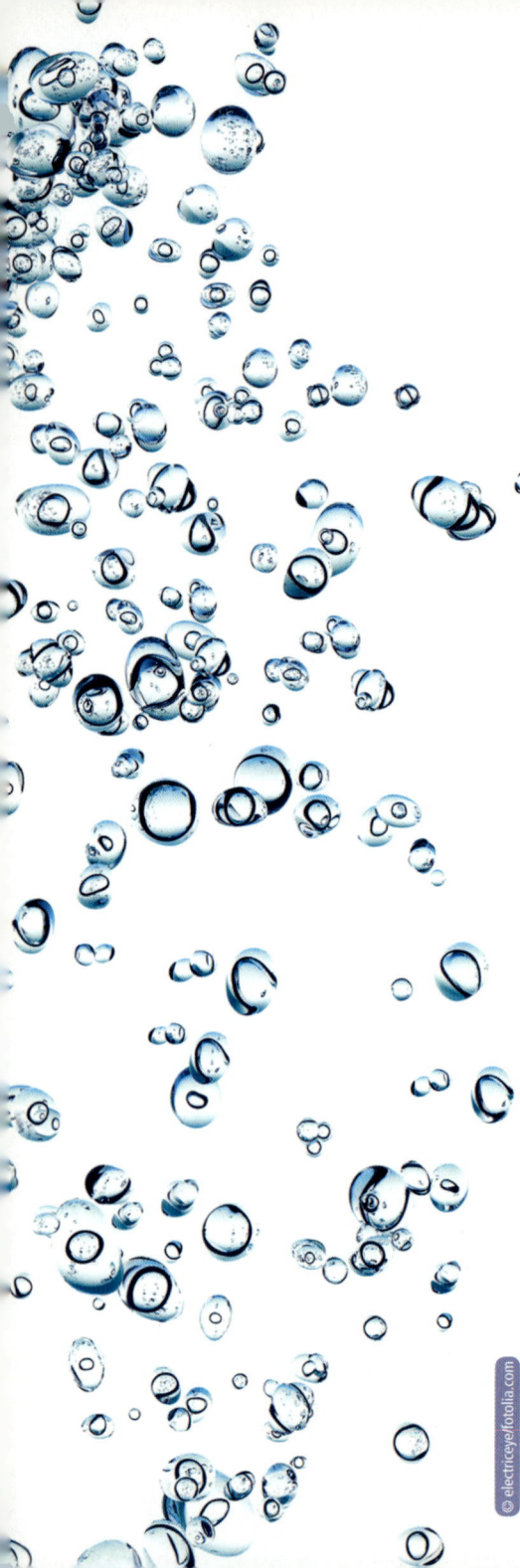

Kohlensäure und Hydrogencarbonat

Besonders deutlich unterscheiden sich die verschiedenen Mineralwässer durch ihren Gehalt an Kohlensäure. Sie prägt den Geschmack und wird allgemein als erfrischend erlebt. Kohlensäure regt außerdem die Bildung von Magensaft an und fördert die Verdauung. So kann ein Glas Mineralwasser vor dem Frühstück bei Verstopfung helfen. Auf der anderen Seite können größere Mengen Kohlensäure zu Blähungen und Aufstoßen führen. Auch Menschen mit empfindlichem Magen sollten eher Mineralwasser mit wenig oder gar keiner Kohlensäure trinken. Ansonsten ist die Entscheidung für ein Mineralwasser mit viel, wenig oder gar keiner Kohlensäure reine Geschmackssache.

Hydrogencarbonate, auch Bicarbonate genannt, sind die Salze der Kohlensäure. Sie regulieren den Säure-Basen-Haushalt im Körper. Beträgt der Gehalt in einem Liter Mineralwasser mehr als 600 Milligramm, findet sich auf dem Etikett der Aufdruck **bicarbonathaltig**.

Sulfat

Enthält ein Mineralwasser größere Mengen Sulfate, also Schwefelverbindungen, werden diese aus Geschmacksgründen oft entfernt. Andererseits sind Sulfate durchaus erwünscht, da sie die Verdauung anregen. Bei Gehalten von über 200 Milligramm pro Liter wird das Mineralwasser als „sulfathaltig" gekennzeichnet. Ab einem Gehalt von 1.200 Milligramm pro Liter ist der Hinweis „unterstützt die Verdauung" gerechtfertigt und erlaubt.

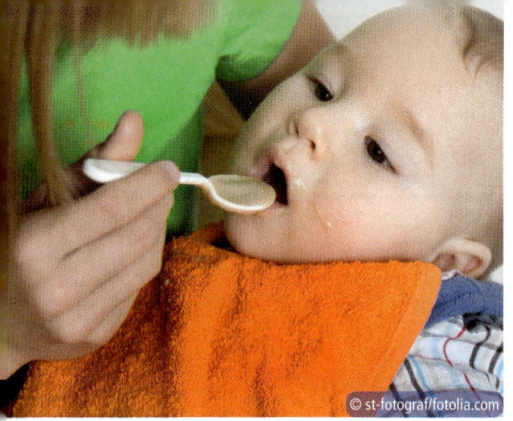
© st-fotograf/fotolia.com

Mineralwasser für Säuglinge

Abgesehen von bestimmten Ausnahmen (z. B. Anlagen mit Bleirohren) kann die Nahrung von Säuglingen auch mit frischem Trinkwasser zubereitet werden (vgl. Kapitel 3.9). Wer jedoch abgepacktes Wasser aus dem Handel verwenden möchte oder muss, sollte auf den Vermerk **geeignet für die Zubereitung von Säuglings-nahrung** achten. Diesen Hinweis darf ein Mineralwasser nur tragen, wenn es bestimmte Grenzwerte einhält. Sie gelten genauso für Quell- und Tafelwasser sowie abgepacktes Trinkwasser. In der vierten Änderungsverord-nung zur Mineral-und Tafelwasser-Verordnung wurde erstmals ein Säuglingsgrenzwert für Uran aufgenommen. Dieser Vorsorgewert garantiert einen erhöhten Schutz für Säuglinge (vgl. Kapitel 3.8, Seite 32). Einige natürliche Mineralwässer enthalten **Radium** in Mengen, die zwar für Erwachsene ungefährlich sind, für Säuglinge aber als zu hoch eingeschätzt werden. Daher gibt es für die **Radionuklide** Radium-226 und Radium-228 heute spezielle Säuglingsgrenz-werte. Nicht zuletzt müssen auch die mikrobio-logischen Grenzwerte bis zum Ende der Mindesthaltbarkeit eingehalten werden.

Tabelle 6: Grenzwerte für den Hinweis „geeignet für die Zubereitung von Säuglingsnahrung"
Quelle: Verordnung über natürliches Mineralwasser, Quell- und Tafelwasser (Mineral- und Tafelwasser-Verordnung) vom 1.8.1984 in der Fassung vom 1.12.2006

Inhaltsstoff	Höchstgehalt
Natrium	20 mg/l
Nitrat	10 mg/l
Nitrit	0,02 mg/l
Sulfat	240 mg/l
Fluorid	0,7 mg/l
Mangan	0,05 mg/l
Arsen	0,005 mg/l
Uran	0,002 mg/l
Radium-226*	120 mBq/l**
Radium-228*	20 mBq/l

* Sind beide Radionuklide enthalten, darf die Summe der Aktivitätskonzentrationen, ausgedrückt in Vonhundertteilen der zulässigen Höchstkonzentration, 100 nicht überschreiten.

** **Milli-Becquerel** (Einheit für Radioaktivität)

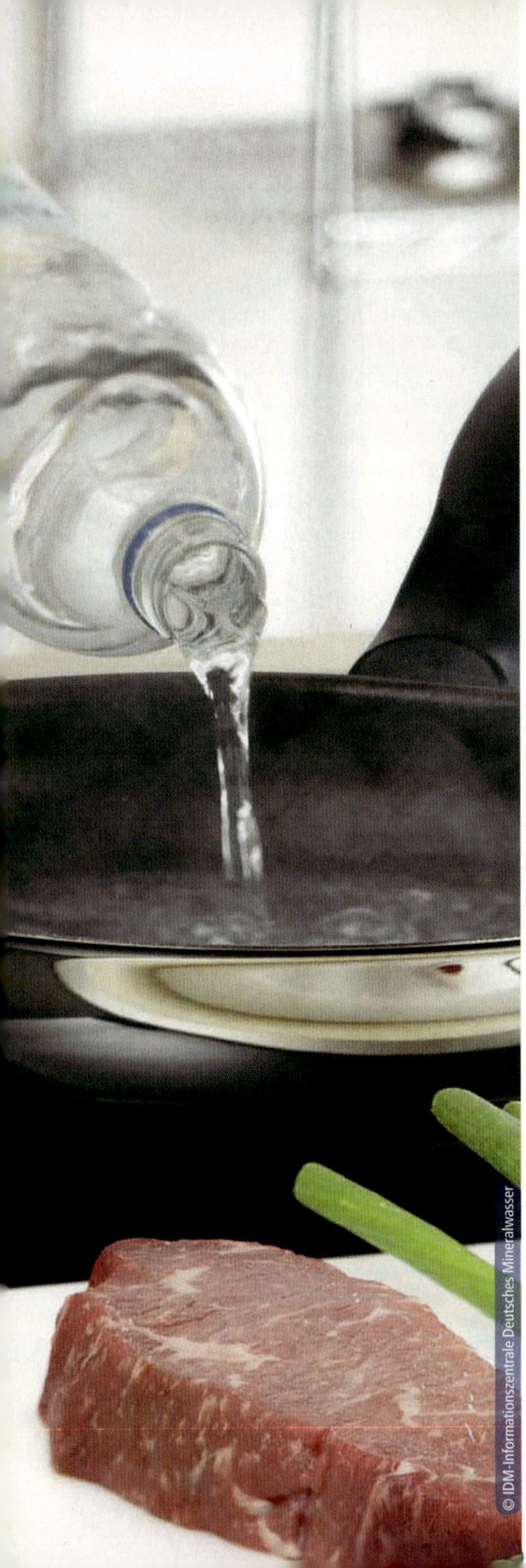

Fettfreies Anbraten von Fleisch mit Mineralwasser

Küchentipps mit Mineralwasser

Mineralwasser mit Kohlensäure eignet sich gut als Zutat für viele Rezepte:

- es verdünnt Fruchtsäfte zu durstlöschenden und energiearmen Schorlen,

- es verleiht Cocktails mit und ohne Alkohol ein angenehmes Prickeln,

- es lockert Waffel-, Pfannkuchenteig und Rühreier auf und spart Kalorien,

- es macht Magerquark so cremig wie Sahnequark,

- es eignet sich zum fettfreien Braten von Fleisch in einer beschichteten Pfanne und

- es senkt den Energiegehalt von Salatsoßen.

Infobox

© IDM-Informationszentrale Deutsches Mineralwasser

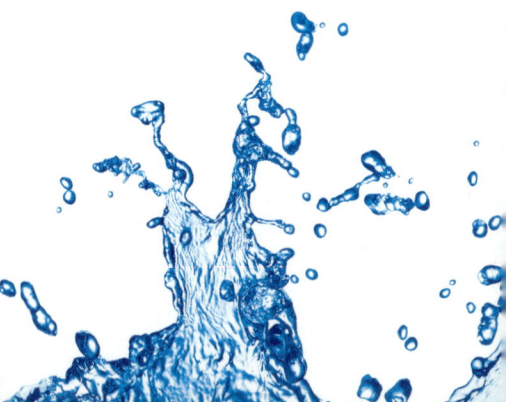

5. Andere Wassersorten

Abgesehen von Trink- und Mineralwasser gibt es noch drei weitere, gesetzlich definierte Wassersorten, für die spezielle Anforderungen gelten. Sie werden nachfolgend kurz mit ihren wichtigsten Besonderheiten erläutert. Ihr Anteil am gesamten Wassermarkt – Mineral-, Quell-, Tafel- und Heilwasser zusammengenommen – ist aber vergleichsweise gering. Er beträgt für Quell- und Tafelwasser unter 5 Prozent, für Heilwasser lediglich ein Prozent.

Während die gesetzlichen Grundlagen für Quell- und Tafelwasser in der Mineral- und Tafelwasser-Verordnung geregelt sind, finden sich die Bestimmungen zum Heilwasser im Arzneimittelgesetz.

5.1 Quellwasser

Zwischen Quellwasser und natürlichem Mineralwasser gibt es einige Parallelen. So muss auch Quellwasser aus einem unterirdischen Wasservorkommen stammen und direkt am Quellort in die für Verbraucher bestimmten Verpackungen abgefüllt werden. Auch die mikrobiologischen Anforderungen und zulässigen Behandlungsverfahren sind gleich. Ansonsten sind die Vorschriften für Quellwasser weniger streng als für natürliches Mineralwasser:

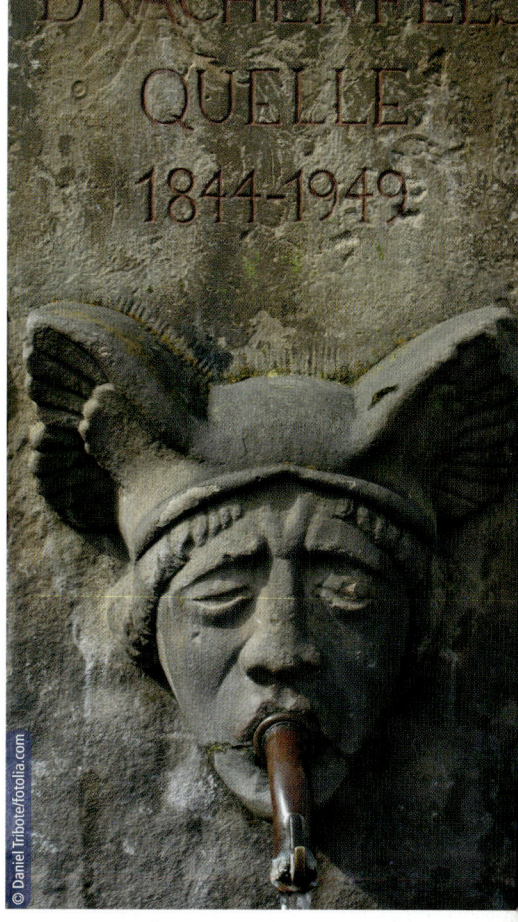

© Daniel Tribote/fotolia.com

- Es bedarf keiner amtlichen Anerkennung und Nutzungsgenehmigung,

- es ist kein Nachweis der ursprünglichen Reinheit erforderlich und

- es gelten die chemischen Anforderungen gemäß Trinkwasserverordnung.

Zur klaren Unterscheidung von natürlichem Mineralwasser lautet die Verkehrsbezeichnung „Quellwasser". Diese wird durch den Zusatz „mit Kohlensäure versetzt" erweitert, wenn Kohlendioxid zugegeben wurde.

5.2 Tafelwasser

Tafelwasser wird im Gegensatz zu Mineralwasser und Quellwasser aus verschiedenen Wasserarten und weiteren Zutaten hergestellt. Nach der Mineral- und Tafelwasserverordnung (MTVO) enthält Tafelwasser Trinkwasser, natürliches Mineralwasser oder eine Mischung daraus und mindestens eine weitere der folgenden Zutaten:

- Natursole (ein natürliches, salzreiches Wasser),

- durch Wasserentzug im Gehalt an Salzen angereichertes natürliches Mineralwasser,

- Meerwasser,

- Natriumchlorid (Kochsalz) oder

- bestimmte Zusatzstoffe gemäß der Zusatzstoff-Zulassungsverordnung (zum Beispiel Calciumchlorid, Calciumcarbonat, Natriumhydrogencarbonat, Magnesiumcarbonat, Kohlendioxid).

Im 19. Jahrhundert gelang es, mittels Trinkwasser, Kohlensäure und Mineralsalzen natürliche Mineralwässer nachzubilden. Diese „künstlichen Mineralwässer" entwickelten sich zu starken Konkurrenten der „natürlichen Mineralwässer". Mit der Einführung der MTVO wurde die neue Verkehrsbezeichnung „Tafelwasser" und damit eine eindeutige Abgrenzung geschaffen. Wie für Quellwasser gelten Kennzeichnungsvorschriften, die verhindern sollen, dass Verbraucher Tafelwasser mit natürlichem Mineralwasser verwechseln (vgl. S. 63, Kennzeichnung von Quell- und Tafelwasser). Enthält ein Tafelwasser mindestens 570 Milligramm Natriumhydrogencarbonat pro Liter sowie Kohlendioxid, kann die Verkehrsbezeichnung Tafelwasser durch **Sodawasser** ersetzt werden.

Zwar wird Tafelwasser oft in Fertigpackungen verkauft, es darf aber auch offen über Thekenzapfanlagen ausgeschenkt oder in Getränkeautomaten zur Selbstbedienung angeboten werden – zum Beispiel in Kantinen oder Schnellrestaurants. Wer im Restaurant „Wasser" bestellt und dieses offen im Glas serviert bekommt, weiß damit automatisch, dass es sich um Trink- oder Tafelwasser handelt. Denn natürliches Mineralwasser muss immer in der Originalflasche auf den Tisch kommen.

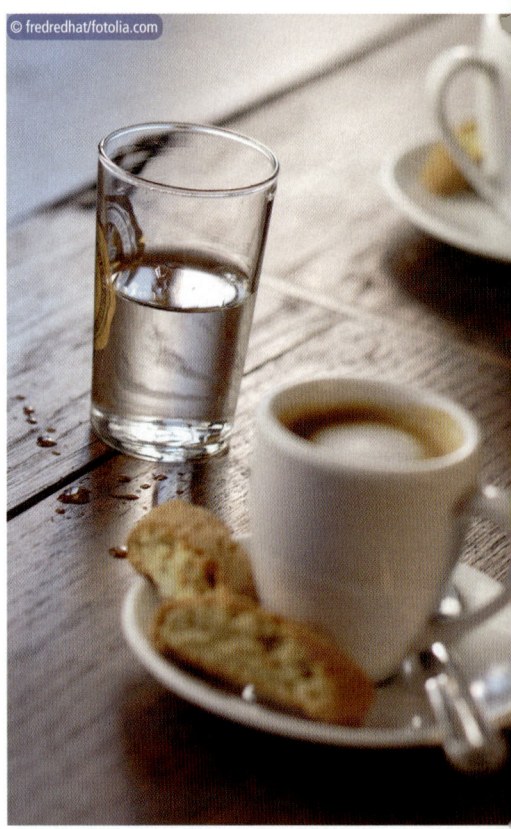

© fredredhat/fotolia.com

Tafel- oder Trinkwasser darf offen ausgeschenkt werden, Mineralwasser muss in der Flasche serviert werden.

Kennzeichnung von Quell- und Tafelwasser

Sowohl bei der Gestaltung der Verpackung als auch in der Werbung dürfen keine Bezeichnungen, Phantasienamen, Angaben oder Abbildungen verwendet werden, die zu einer Verwechslung von Quell- oder Tafelwasser mit Mineralwasser führen könnten. Verboten sind irreführende Angaben wie „Sprudel" oder „Brunnen". Bei Tafelwasser sind keine Hinweise auf eine bestimmte geografische Herkunft erlaubt.

5.3 Heilwasser

Obwohl Heilwässer im Lebensmittelhandel erhältlich sind, zählen sie nicht zu den Lebensmitteln, sondern zu den **Arzneimitteln**. Damit unterliegen sie den strengen Zulassungspflichten und sonstigen Regelungen des **Arzneimittelrechts**. Bevor ein Heilwasser auf den Markt kommt, muss seine therapeutische Wirksamkeit wissenschaftlich nachgewiesen werden. Diese beruht meist auf dem besonders hohen Gehalt an Mineralstoffen. Oft dauert es mehrere Jahre, bis ein Heilwasser zugelassen wird. Mit der Zulassung durch die Arzneimittelbehörde werden seine vorbeugenden, lindernden oder heilenden Eigenschaften amtlich bestätigt. Außerdem sind damit bestimmte Vorschriften zur Kennzeichnung verknüpft, wie die amtliche Zulassungsnummer, der Analysenauszug mit den wirksamen Bestandteilen, die Anwendungsgebiete, die Gegenanzeigen, eventuelle Nebenwirkungen sowie die jeweiligen Trinkempfehlungen.

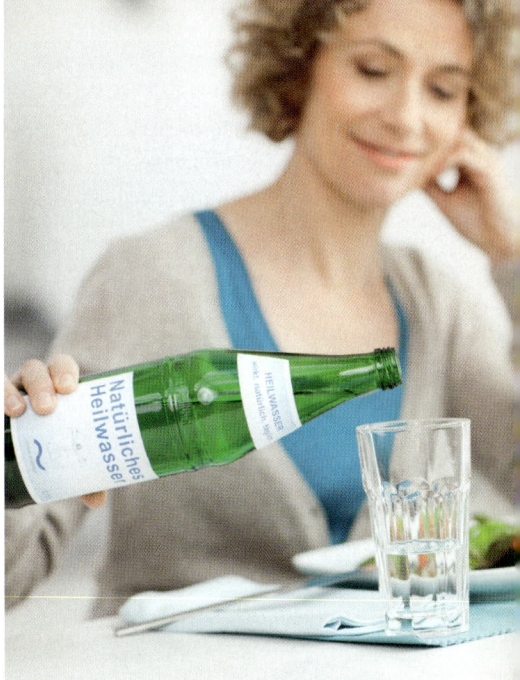

© Informationsbüro Heilwasser

Heilwässer zählen zu den Arzneimitteln, nicht zu den Lebensmitteln.

Gegenwärtig gibt es in Deutschland circa 50 verschiedene Heilbrunnen. Ihre Wässer unterscheiden sich zum Teil deutlich in ihrer Zusammensetzung. Fast alle Heilwässer eignen sich auch als Getränk für den täglichen Gebrauch und können unbegrenzt getrunken werden. Eine Ausnahme bilden Heilwässer, die größere Mengen Sulfat enthalten.

Je nach Art und Menge ihrer Inhaltsstoffe eignen sich die verschiedenen Heilwässer zur Prävention oder begleitenden Therapie verschiedener Stoffwechselzustände bzw. Erkrankungen. Außerdem können sie zur Bedarfsdeckung bestimmter Mineralstoffe – zum Beispiel Calcium – beitragen. Tabelle 7 auf Seite 64 zeigt einige Beispiele, welche im Heilwasser enthaltenen Stoffe für welche Anwendungsgebiete geeignet sind.

Tabelle 7: Anwendungsgebiete für Heilwasser
Quelle: Deutsche Heilbrunnen im Verband Deutscher Mineralbrunnen e. V.

Heilwasser mit viel	Erforderliche Wirkstoffmenge	Anwendung
Hydrogencarbonat HCO_3^-	> 1.300 mg/Liter	Übersäuerung, Sodbrennen, funktionelle Magen-Darm-erkrankungen, Reizmagen, Harnwegsinfekte, bestimmte Harnsteine, Störungen des Harnsäurestoffwechsels, Störungen des Fettstoffwechsels
Sulfat SO_4^{2-}	> 1.200 mg/Liter	Darmträgheit, Reizdarm, funktionelle Erkrankungen von Galle und Bauchspeicheldrüse, Harnwegsinfekte
Calcium Ca^{2+}	> 250 mg/Liter	Calciummangel, Osteoporose, Harnwegsinfekte, bestimmte Harnsteine
Magnesium Mg^{2+}	> 100 mg/Liter	Magnesiummangel, Muskelkrämpfe (z.B. beim Sport), Harnwegsinfekte, bestimmte Harnsteine
Fluorid F^-	> 1 mg/Liter	Vorbeugung von Karies, Fluoridmangel
Kohlendioxid CO_2 (Kohlensäure)	> 1.000 bzw. 2.000 mg/Liter	Anregung der Magen-Darm-Funktion, Förderung der Harnausscheidung (Diurese), Harnwegsinfekte

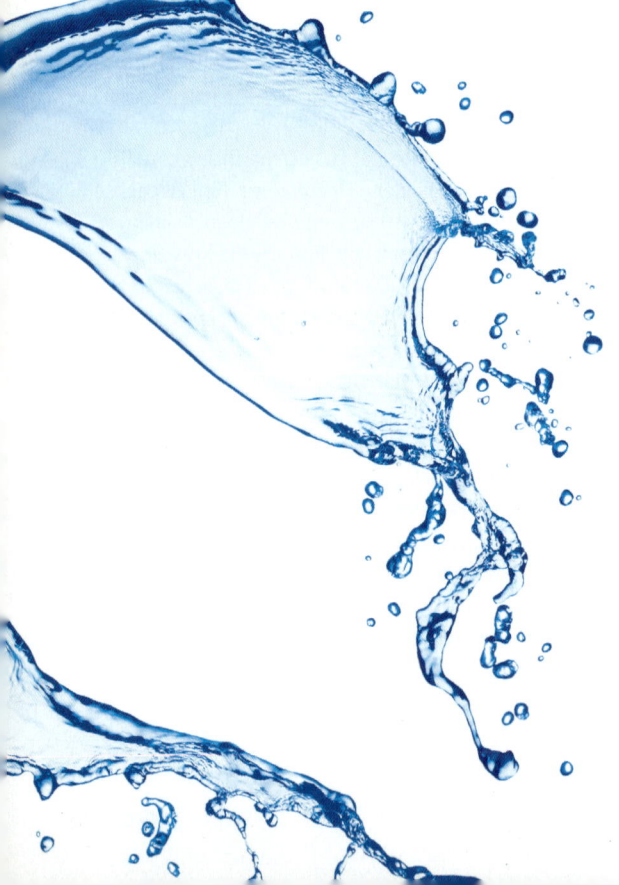

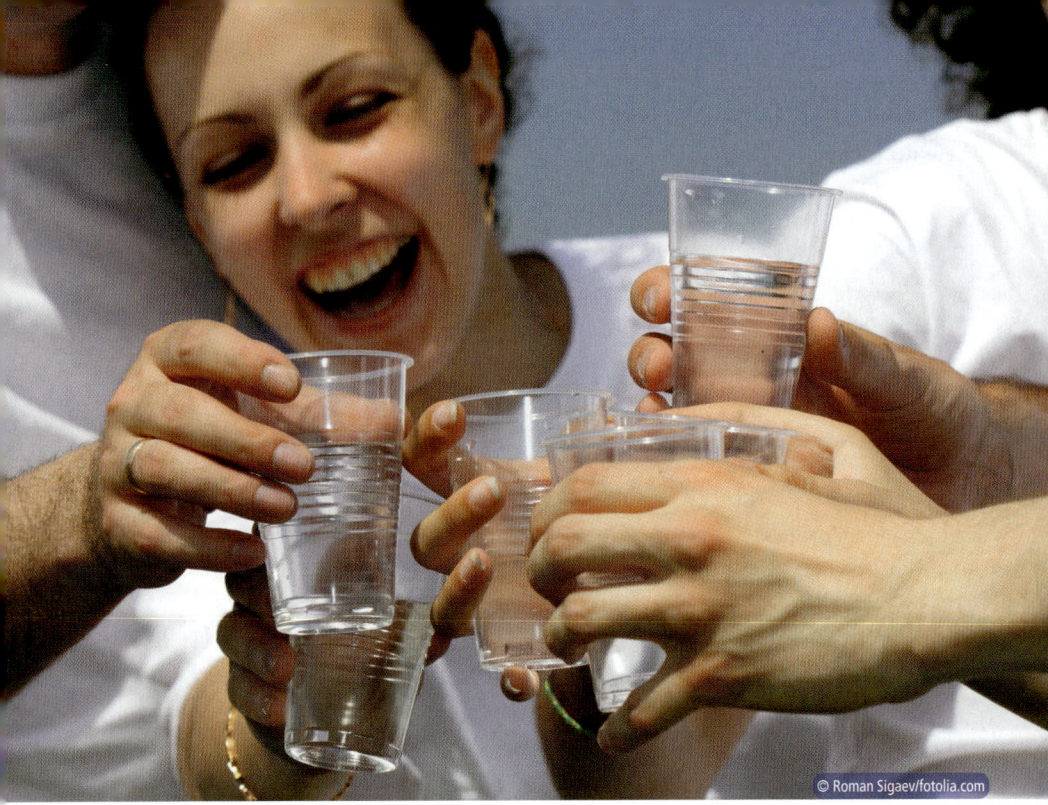

© Roman Sigaev/fotolia.com

6. Für jeden das passende Wasser

Als kalorienfreier Durstlöscher ist „Wasser" das Getränk erster Wahl. Dabei ist es unerheblich, ob es sich um Trinkwasser aus der Leitung, Mineral-, Quell-, Tafel- oder Heilwasser handelt. Auch was die Lebensmittelsicherheit angeht, können alle Wassersorten ohne Einschränkung ein Leben lang in unbegrenzter Menge verzehrt werden (mit Ausnahme einzelner Heilwässer). Dafür sorgen strenge rechtliche Vorschriften, Grenzwerte für kritische Stoffe und regelmäßige Qualitätskontrollen. Wer sich wenig Gedanken über „das passende oder richtige Wasser" macht, liegt daher grundsätzlich nie falsch – egal, welches Wasser er verwendet.

Dennoch ist Wasser eben nicht gleich Wasser, wie die vorangehenden Kapitel zeigen. Vor allem die Herkunft bzw. Herstellung unterscheiden sich zum Teil sehr voneinander. Damit einhergehen unterschiedliche Verpackungsformen, Transportwege, Kosten sowie Inhaltsstoffe und letztlich der Geschmack. Entsprechend gibt es verschiedene **Kriterien**, die die **Wasserauswahl** beeinflussen können. Einige davon werden hier kurz dargestellt, die Produktentscheidung muss jeder individuell für sich treffen.

Preisfrage

Betrachtet man allein den Preis, so ist Trinkwasser aus der Leitung unschlagbar. Ein Liter kostet bei uns deutlich weniger als einen halben Cent. Würde ein Erwachsener seinen Flüssigkeitsbedarf von mindestens 1,5 Liter pro Tag allein mit purem Trinkwasser decken, entstünden ihm daraus Kosten von nicht einmal 3 Euro pro Jahr. Der größte Anteil der Trinkwasserkosten resultiert aus dem Ausbau und der Instandhaltung der Anlagen und Leitungsnetze. Hinzu kommt der Aufwand für die Gewinnung und Aufbereitung.

In einer ganz anderen Größenordnung bewegen sich die Preise für die verschiedenen Wassersorten im Handel. Sie reichen von 13 Cent bis circa 1,50 Euro pro Liter. Hier zahlt der Verbraucher nicht nur für die Herstellung, die Verpackung und den Transport. Wie bei anderen kommerziellen Lebensmitteln auch, gilt es auf den verschiedenen Stufen der Herstellungskette wirtschaftlich zu arbeiten und weitere Kosten zu decken, wie beispielsweise für Innovationen oder die Werbung.

Umweltaspekte

Eine Untersuchung zu den Umweltbelastungen von Trinkwasser und Mineralwasser aus der Schweiz hat zu neuen Diskussionen in Deutschland geführt. Die für den Schweizerischen Verein des Gas- und Wasserfaches erstellte Ökobilanz kam zu folgendem Ergebnis: Beim direkten Vergleich von Trinkwasser aus dem Wasserhahn und ungekühltem Mineralwasser verursachte das Trinkwasser weniger als ein Prozent der Umweltbelastungen von Mineralwasser. Auch für gekühltes und sprudelndes Wasser betrugen die Umweltbelastungen des Trinkwassers nur ungefähr ein Viertel. Diese Unterschiede beruhten vor allem auf den zum Teil weiten Transportwegen des Mineralwassers, weniger auf der Verpackung.

Wer sein Konsumverhalten konsequent ökologisch ausrichten möchte, sollte vor diesem Hintergrund zwangsläufig vorrangig Trinkwasser trinken. Dennoch macht das Trinken von Mineralwasser nur einen kleinen Anteil aller Umweltbelastungen aus. Ein guter Kompromiss ist die bewusste Auswahl von natürlichem Mineralwasser oder anderen Wassersorten – am besten in der PET-Mehrwegflasche (vgl. Kapitel 4.3) –, die aus der **unmittelbaren Region** stammen. Dank kurzer Transportwege wird weniger CO_2 produziert und das Klima geschützt.

Ernährungsstil

In der Regel enthält Mineralwasser mehr Mineralstoffe als Trinkwasser. Damit leistet es einen – wenn auch kleinen – Beitrag zur Nährstoffversorgung. Insbesondere profitieren Sportler, die einen erhöhten Mineralstoffbedarf haben, und Menschen, die insgesamt wenig bzw. nicht genügend nährstoffreiche Lebensmittel essen. Der Analysenauszug auf dem Mineralwasseretikett und Hinweise wie „calciumhaltig" erleichtern den Verbrauchern die gezielte Auswahl (vgl. Kapitel 4.4). Gleiches gilt für die Angaben zum Natriumgehalt sowie für den Hinweis „geeignet für die Zubereitung von Säuglingsnahrung".

Entsprechende Angaben finden sich auch auf der Verpackung von Quell- und Tafelwasser, die meist deutlich weniger Mineralstoffe enthalten. Die genauen Gehalte sind auf dem Etikett aufgelistet.

Wer im Rahmen seiner täglichen Ernährung oder zur gezielten Vorbeugung bzw. Behandlung von Beschwerden Heilwasser trinken möchte, findet auf dem Etikett eine genaue Auflistung der Inhaltsstoffe sowie Angaben zu Anwendungsgebieten und empfohlener Dosierung.

Geschmacksvielfalt

Zum Teil unterscheiden sich die verschiedenen Wassersorten deutlich im Geschmack. Großen Anteil daran kann – neben der Zusammensetzung – die Kohlensäure haben. Wasser mit Kohlensäure wird allgemein als erfrischender empfunden als Wasser ohne. Das gilt auch für Trinkwasser, dem die Kohlensäure durch Sprudlergeräte im Haushalt zugeführt wurde. Da Kohlensäure die Geschmackszonen im Mund reinigt und so den Geschmackssinn schärfen soll, trinken Feinschmecker zwischen verschiedenen Gerichten oder Weinsorten kohlensäurehaltiges Mineralwasser.

Auch die sonstige Zusammensetzung wirkt sich auf den Geschmack aus. Trinkwasser, das aus Gebieten mit kalkhaltigem Grundwasser gewonnen wird, hat eine größere Härte und schmeckt anders als Trinkwasser aus eher weichem Oberflächenwasser. Natürliches Mineralwasser entfaltet oft dann einen typischen Geschmack, wenn ein Mineralstoff dominiert. So schmecken Wässer mit viel Natriumchlorid leicht salzig, Wässer mit viel Sulfat eher süßlich oder bitter. Die meisten Menschen empfinden die Geschmacksunterschiede jedoch als gering. Und selbst professionellen Verkostern gelingt es nicht immer, ein preiswertes Wasser aus dem Discounter von einem teuren Premiumwasser zu unterscheiden oder ein stilles Mineralwasser von Trinkwasser.

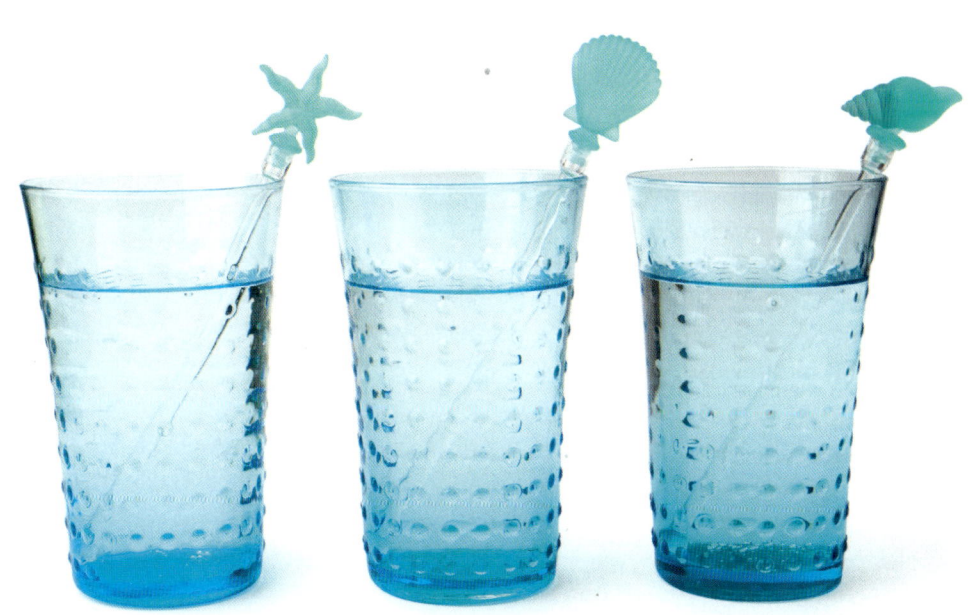

7. Glossar

Aktivkohle
Die feinporige Kohle hat eine große innere Oberfläche. Dadurch kann sie Stoffe wirkungsvoll binden.

Becquerel
Maßeinheit für die Radioaktivität. Ein Becquerel bedeutet den Zerfall eines Atomkerns pro Sekunde.

Biofilm
Biofilme in Rohrleitungen bestehen aus einer Schleimschicht, in die abgestorbene oder lebende Mikroorganismen wie Bakterien, Algen oder Pilze eingebettet sind.

Blauer Engel
Der Blaue Engel wurde 1978 auf Initiative des Bundesministers des Inneren und durch den Beschluss der Umweltminister des Bundes und der Länder ins Leben gerufen. Das Umweltzeichen dürfen weltweit Produkte und Dienstleistungen tragen, die ihre Umweltfreundlichkeit gemäß bestimmter Kriterien unter Beweis gestellt haben.

coliforme Bakterien
Coliforme Bakterien ist der Überbegriff für eine Gruppe von Mikroorganismen, zu denen auch E. coli gehört. Der Nachweis coliformer Keime ist ein Hinweis auf Verunreinigungen, die fäkaler, aber auch nichtfäkaler Art sein können.

Dehydratation
Störung des Wasserhaushalts, Abnahme des Körperwassers durch gesteigerte Wasserabgabe ohne ausgleichende Zufuhr.

Denitrifikation
Ein biologisches Verfahren, bei dem mit Hilfe bestimmter Mikroorganismen Nitrat und Nitrit aus dem Trinkwasser entfernt werden.

Escherichia coli (E. coli) und Enterokokken
E. coli und Enterokokken sind Bakterien, die zur natürlichen Darmflora von Menschen und Tieren gehören. Ihr Vorhandensein ist ein Nachweis für den Kontakt mit Fäkalien. Werden sie nachgewiesen, ist auch eine Verunreinigung mit Krankheitserregern nicht auszuschließen.

EG-Wasserrahmenrichtlinie
Richtlinie 2000/60/EG des Europäischen Parlaments und des Rates vom 23.10.2000 zur Schaffung eines Ordnungsrahmens für Maßnahmen der Gemeinschaft im Bereich der Wasserpolitik. Sie soll dazu beitragen, einen guten Zustand aller Gewässer in der Europäischen Gemeinschaft zu erreichen. Sie wurde durch Änderungen im Wasserhaushaltsgesetz und in den Landeswassergesetzen sowie durch den Erlass von Landesverordnungen in nationales Recht umgesetzt.

Geothermie
Geothermie ist ein anderer Begriff für Erdwärme. Er bezeichnet auch den unterhalb der Oberfläche der festen Erde gespeicherten Energievorrat. Mit speziellen Anlagen kann diese Erdwärme direkt oder zur Erzeugung von Strom genutzt werden.

Grundwasserleiter
Gesteinskörper mit Hohlräumen, die dazu geeignet sind, Grundwasser weiterzuleiten. Nach unten wird der Grundwasserleiter durch undurchlässige Schichten begrenzt.

Grundwasserverordnung

Die im Oktober 2010 verabschiedete neue Grundwasserverordnung setzt die Richtlinie 2006/118/EG des Europäischen Parlaments und des Rates vom 12.12.2006 zum Schutz des Grundwassers vor Verschmutzung und Verschlechterung (EU-Grundwasser-Tochterrichtlinie) in deutsches Recht um. Sie definiert unter anderem die Kriterien für die Beurteilung und Überwachung des Grundwasserzustands. Sie zielt auf eine Verringerung des Schadstoffeintrags und eine Verbesserung des Grundwasserzustands.

Härtegrad/Wasserhärte

Die Wasserhärte wird hervorgerufen durch Calcium- und Magnesiumsalze und ist die Ursache für Ablagerungen in Rohren und Kesseln. Der Härtegrad ist das Maß für die Wasserhärte.

Ionenaustauscher

Materialien, die gelöste Ionen (elektrisch geladene Teilchen) aus der umgebenden Flüssigkeit aufnehmen und dafür eine gleiche Menge anderer Ionen abgeben können.

Koloniezahl

Mit der Koloniezahl wird die Gesamtzahl vermehrungsfähiger Keime bestimmt. Dazu wird die Zahl der mit 6- bis 8-facher Lupenvergrößerung sichtbaren Bakterienkolonien bestimmt, die sich bilden, wenn ein Milliliter Wasser unter bestimmten Bedingungen auf einem Nährboden bebrütet wird.

Korrosion

Unter Korrosion versteht man allgemein die Oxidation von Metallen durch Umgebungseinflüsse. Am bekanntesten ist das Rosten, also die Oxidation von Eisen. Eine wesentliche Rolle bei der Korrosion spielt Feuchtigkeit.

Laktoseintoleranz

Betroffenen fehlt dasjenige Enzyme, das zur Verdauung des in Milchprodukten enthaltenen Milchzuckers (Laktose) gebraucht wird. Sie reagieren mit Bauchschmerzen, Durchfall und Blähungen.

Legionellen

Legionellen sind stäbchenförmige Bakterien, die vor allem in stehendem, warmen Wasser leben. Alle Arten gelten potenziell als krankheitserregend. Für den Menschen am bedeutendsten ist die Art Legionella pneumophila.

Oxidationswasser

Beim Abbau von Kohlenhydraten, Eiweiß und Fett im Körper entsteht unter Bildung von Energie Kohlendioxid und Wasser. Letzteres wird Oxidationswasser genannt. Aus jeweils 100 Gramm Kohlenhydraten, Eiweiß oder Fett entstehen 60, 40 bzw. 100 Milliliter Oxidationswasser.

PET (Polyethylenterephthalat)

Polyethylenterephthalat, abgekürzt PET, gehört zur Gruppe der Polyester. Das sind vielseitig einsetzbare Kunststoffe. PET ist einer der wichtigsten und mengenmäßig bedeutendsten Polyester, aus dem außer Flaschen auch Chemiefasern hergestellt werden.

PET-Recyclat

Alte PET-Flaschen werden gesammelt und sortenrein recyclet. Der entstandene Rohstoff wird auch als PET-Recyclat bezeichnet.

pH-Wert

Mit dem pH-Wert wird der Säuregehalt von Flüssigkeiten angegeben. Die Skala reicht von 0 bis 14. pH-Werte zwischen 0 bis 7 bezeichnen Säuren, pH-Werte zwischen 7 und 14 Laugen. In reinem Wasser ist der pH-Wert 7 und damit neutral.

Radiotoxizität

Giftwirkung, die von der radioaktiven Strahlung einer Substanz ausgeht.

Radionuklide

Radionuklide sind instabile Atomkerne, die dem radioaktiven Zerfall unterliegen. Dabei entsteht radioaktive Strahlung.

Vertikalbrunnen/Horizontalbrunnen

Beim Vertikalbrunnen wird das Grundwasser über ein senkrecht in die Erde führendes Rohr nach oben gepumpt. Selbst große Tiefen werden erreicht. Der breite, geschlossene Schacht des Horizontalbrunnens erreicht flacher gelegene Grundwasserschichten. Dort teilt er sich strahlenförmig in fünf bis zwölf geschlitzte Filterrohre.

Wasserdargebot

Die für eine bestimmte Zeit aus dem natürlichen Wasserkreislauf zur Verfügung stehende nutzbare Menge an Süßwasser.

Wasserintoxikation

Durch eine Vermehrung des Körperwassers kommt es zu einem Hirnödem. Dieses führt über Kopfschmerzen, Erbrechen, Bewusstseinsstörungen bis hin zum Koma.

8. Weiterführende Informationen und Adressen (Auswahl)

aid infodienst Ernährung, Landwirtschaft, Verbraucherschutz e. V.
www.aid.de/www.was-wir-essen.de
(Warenkunde und Ernährungsinformationen)

Bundesinstitut für Risikobewertung
www.bfr.bund.de
(Informationen zur Lebensmittelsicherheit, u. a. Stellungnahme zu Wasserspendern)

Bundesverband für Energie- und Wasserwirtschaft e. V. (BDEW)
www.bdew.de
(z. B. Wirtschaftsaspekte, Branchenbild)

Deutsche Gesellschaft für Ernährung (DGE)
www.dge.de
(Ernährungsinformationen)

Deutsche Heilbrunnen im Verband Deutscher Mineralbrunnen e. V.
www.heilwasser.com
(Informationen rund um Heilwasser, Auflistung Heilwasserbrunnen)

Deutscher Verein des Gas- und Wasserfaches e.V. (DVGW)
www.dvgw.de
(z. B. technische Regelwerke, Link zur Trinkwasserverordnung)

ESU-services GmbH
www.esu-services.ch
(„Vergleich der Umweltbelastungen von Hahnenwasser und Mineralwasser." Zum Download unter Publikationen)

www.forum-trinkwasser.de
(z. B. Verbraucherinformationen und Studien zum Trinkwasser)

Genossenschaft deutscher Brunnen e. G.
www.gdb.de
(z. B. Informationen zur Mineralwasserbranche, Verpackung)

IDM-Informationszentrale Deutsches Mineralwasser
www.mineralwasser.com
www.trinken-im-unterricht.de
(Informationen und Publikationen zu natürlichem Mineralwasser)

ifeu – Institut für Energie- und Umweltforschung Heidelberg GmbH
www.ifeu.de
(u. a. Handreichung zur Diskussion um Einweg- und Mehrweggetränkeverpackungen unter dem link: www.ifeu.org/oekobilanzen/pdf/IFEU%20 Handreichung%20zur%20Einweg-Mehrweg-Diskussion%20%28 13Juli2010%29.pdf)

Karl Wolfgang Evers: Wasser als Lebensmittel
Behr's Verlag 2009

Ministerium für Klimaschutz, Umwelt, Landwirtschaft, Natur- und Verbraucherschutz des Landes Nordrhein-Westfalen
www.umwelt.nrw.de
(z. B. „Trinkwasserbericht Nordrhein-Westfalen")

Umweltbundesamt (UBA)
www.umweltbundesamt.de
www.h2o-wissen.de
[z. B. UBA-Ratgeber „Rund um das Trinkwasser", UBA-Ratgeber „Trink was – Trinkwasser aus dem Hahn", „Grundwasser in Deutschland", „Bericht über die Trinkwasserqualität in Deutschland", Biozid-Portal (www.biozid.info/) und „Blei und Trinkwasser", „Wasserwirtschaft in Deutschland, 11/2010]", Unterrichts- und Bildungsmaterialien

Verband Deutscher Mineralbrunnen (VDM)
www.vdm-bonn.de
(u. a. Informationen zur Mineralwasserbranche und -recht, Sicherung von Qualitätsstandards für Mineralwasser)

Vereinigung Deutscher Gewässerschutz
www.vdg-online.de
Bietet Informations- und Unterrichtsmaterialien zum Thema Wasser gebündelt an.

Bayerisches Landesamt für Umwelt
www.wasserforscher.de
Bietet Arbeitsmaterialien und Hintergrundinformationen für einen projektorientierten, fächerübergreifenden Unterricht an.

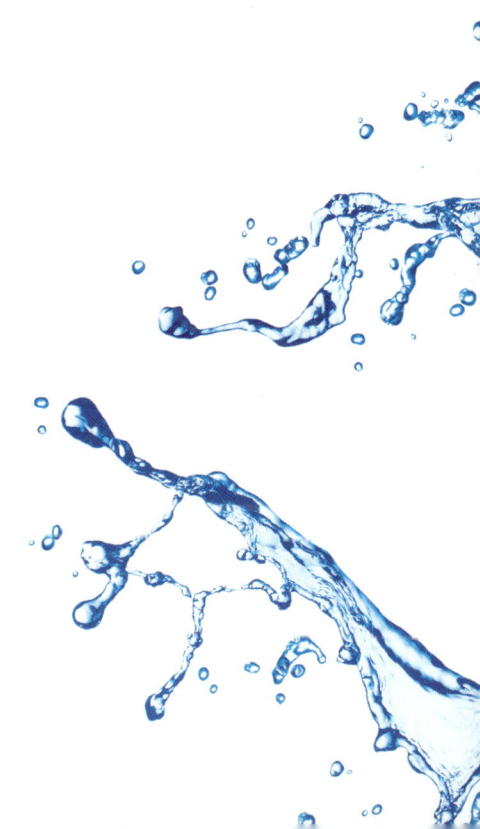

9. Weiterführende aid-Medien

Fruchtsäfte und Erfrischungsgetränke

Alkoholfreie Getränke liegen voll im Trend. Entsprechend groß ist die Auswahl an Produkten. Das Heft gibt einen Überblick zur Produktvielfalt und nennt Fakten zum Verbrauch. Es zeigt, wie sich die einzelnen Produktgruppen voneinander unterscheiden, was sich z. B. hinter Fruchtnektaren, Sauerstoffwasser, Eistee und Co. verbirgt und wie ihr gesundheitlicher Wert einzuschätzen ist. Zudem erfährt der Leser, was die Hinweise auf dem Etikett verraten, welche Vor- und Nachteile die angebotenen Verpackungen bieten und wie man Säfte und Erfrischungsgetränke optimal aufbewahrt. Praktische Übersichtstabellen und kopierfähige Vorlagen zum Ablauf der Herstellung von Apfel- und Orangensaft machen das Heft auch für den Einsatz im Unterricht interessant.

aid-Heft, 56 Seiten
Bestell-Nr. 5-1373

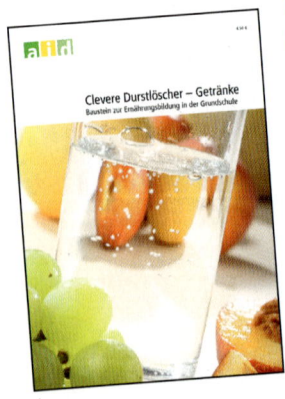

Clevere Durstlöscher – Getränke Baustein zur Ernährungsbildung in der Grundschule

Mit Selbstchecks und Geschmacksexperimenten begreifen Grundschüler, wie wichtig richtiges Trinken für sie ist. Sie beobachten ihr Trinkverhalten und entdecken Wasser als cleveren Durstlöscher. Der Baustein bietet vielfältige Anregungen für Aktionen und Kopiervorlagen, auch für das fächerübergreifende Arbeiten. Das Angebot vom Selbstcheck über ein Experiment und Geschmackstests bis hin zum Ausprobieren von Rezepten. Damit können Lehrkräfte einen lebhaften Unterricht gestalten und einen wichtigen Beitrag zur Ernährungsbildung leisten. Nicht zuletzt sind sie angeregt, Getränke und das Trinken in der Schule zum Thema zu machen – und auch ihre eigene Vorbildfunktion zu reflektieren.

aid-Unterrichtsmaterial
24 Seiten (1 Ablaufplan für den Unterricht,
3 Seiten Fachinformationen, 13 Übungen, 9 Kopiervorlagen)
Bestell-Nr. 5-3978

Verpackungen für Lebensmittel

Jedes Lebensmittel stellt besondere Anforderungen an das Verpackungsmaterial. Das Heft beschreibt ausführlich die verschiedenen Materialeigenschaften, gibt Einblick in neue Verpackungstechnologien und zeigt, wie Verpackungen wiederverwertet werden. Ob Glas, Metall, Kunststoff, Biokunststoff, Karton oder Verbundmaterial, die unterschiedlichen Packmaterialien sind nicht gleichermaßen für jedes Lebensmittel geeignet. Zwischen Inhalt, Verpackung und Umwelt treten Wechselwirkungen auf. Schutz vor Beschädigung, Verschmutzung, Verlust von Vitaminen und Aromen, Schutz vor Licht, Luft, Feuchtigkeit oder Mikroorganismen etc. gilt es, produktspezifisch zu optimieren. Das Heft gibt einen umfassenden Überblick. Ein Glossar erläutert wichtige Fachbegriffe.

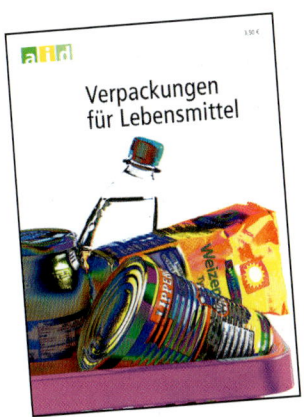

aid-Heft, 72 Seiten
Bestell-Nr. 5-1496

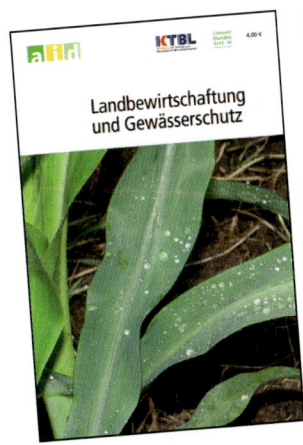

Landbewirtschaftung und Gewässerschutz

Bei der Bewirtschaftung landwirtschaftlicher Flächen besteht häufig die Gefahr, dass Dünger und Pflanzenschutzmittel in stehende und fließende Gewässer gelangen. Das Heft stellt die Möglichkeiten zum Gewässerschutz in der landwirtschaftlichen Produktion vor. Dabei werden sowohl technische Lösungen als auch Maßnahmen des Managements in Ackerbau und Grünlandbetrieben ausführlich erläutert. Beispielkalkulationen aus der Praxis machen deutlich, dass sich der Gewässerschutz auch wirtschaftlich bezahlt machen kann. Zudem gibt das Heft einen Überblick zu den wichtigsten Eintragsursachen und zur aktuellen Rechtslage im Gewässerschutz.

aid-Heft, 108 Seiten
Bestell-Nr. 5-1494

Bestellung

Fax: +49 (0)228 8499-200
Telefon: +49 (0)180 3 849900*
E-Mail: bestellung@aid.de

*Kosten: 9 Cent pro Minute aus dem deutschen Festnetz.
Anrufe aus dem Mobilfunknetz maximal 42 Cent pro Minute.
Bei Anrufen aus dem Ausland können die Kosten für Telefonate höher sein.

MedienShop
www.aid-medienshop.de

Kunden-Nr. (falls vorhanden)

Name / Vorname

Firma / Abteilung

Straße und Hausnummer/Postfach

PLZ / Ort

Telefon / Fax

E-Mail

aid infodienst e. V.
- Vertrieb -
Postfach 1627
53006 Bonn
Deutschland

Ich bestelle zuzüglich einer Versandkostenpauschale von 3,00 € (innerhalb Deutschlands) gegen Rechnung (Angebotsstand: Januar 2012):

Best.-Nr.	Titel	Medium	Anzahl	Einzelpreis €	Gesamtpreis €
5-1598	Wasser – Trinkwasser, Natürliches Mineralwasser, Quell- und Tafelwasser	Heft		4,00	
5-1373	Fruchtsäfte und Erfrischungsgetränke	Heft		3,00	
5-3978	Clevere Durstlöscher – Getränke Baustein zur Ernährungsbildung in der Grundschule	Unterrichts-material		4,50	
5-1496	Verpackungen für Lebensmittel	Heft		3,50	
5-1494	Landbewirtschaftung und Gewässerschutz	Heft		4,00	
5-3264	aid-Medienkatalog	Heft		0,00	0,00

☐ Ich möchte regelmäßig und kostenlos den aid-Medienkatalog erhalten.
Diese Zusendung kann ich jederzeit widerrufen.

Auftragswert

Datum/Unterschrift

aid infodienst Ernährung, Landwirtschaft, Verbraucherschutz e. V. (aid), Heilsbachstraße 16, 53123 Bonn, Telefon: 0228 8499-0, Telefax: 0228 8499-177, Geschäftsführender Vorstand: Frau Dr. Margareta Büning-Fesel, eingetragen im Vereinsregister (Registernr. 2240) beim Amtsgericht Bonn